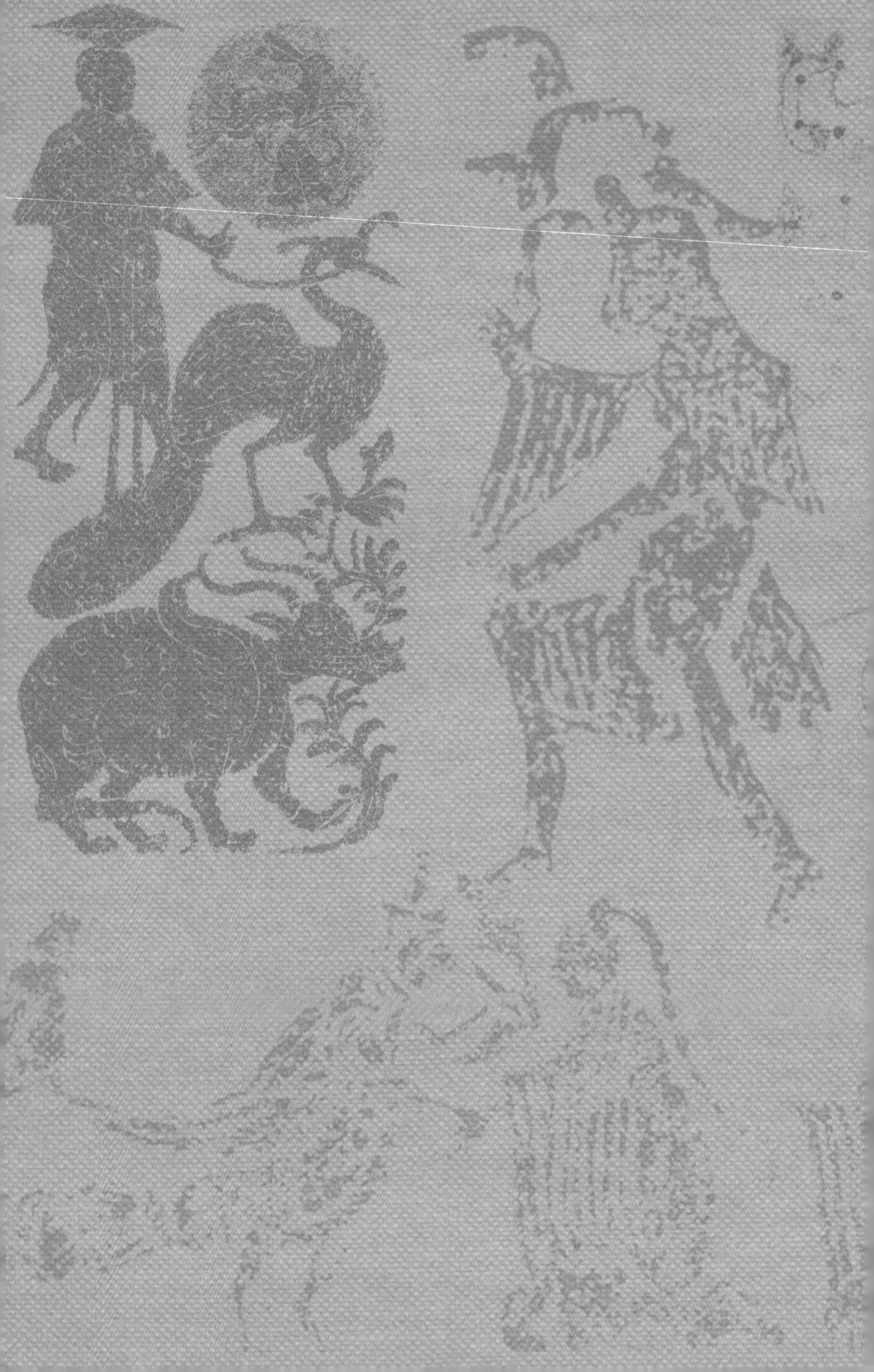

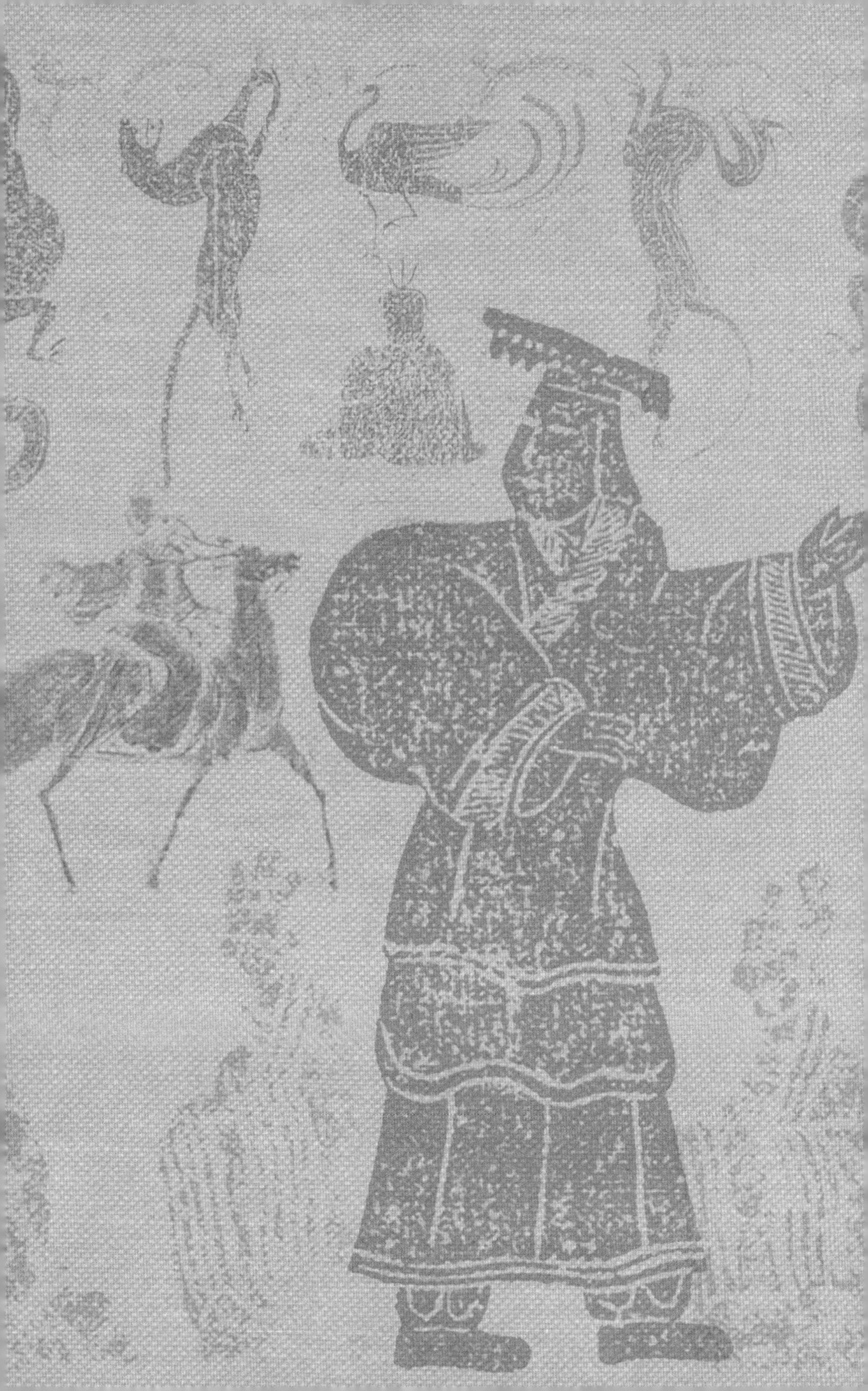

中国古医籍整理丛书

校注病机赋

明·徐师曾　撰

于　雷　李　丽　李曌华　校注

中国中医药出版社

·北　京·

图书在版编目（CIP）数据

校注病机赋/（明）徐师曾撰；于雷，李丽，李曌华校注．—北京：中国中医药出版社，2016.11（2025.2重印）

（中国古医籍整理丛书）

ISBN 978－7－5132－3499－3

Ⅰ.①校… Ⅱ.①徐… ②于… ③李… ④李… Ⅲ.①病机（中医）－中国－明代 ②《校注病机械》－注释 Ⅳ.①R228

中国版本图书馆CIP数据核字（2016）第152999号

中国中医药出版社出版
北京经济技术开发区科创十三街31号院二区8号楼
邮政编码 100176
传真 010 64405721
北京盛通印刷股份有限公司印刷
各地新华书店经销

*

开本 710×1000 1/16 印张 6.5 字数 59 千字
2016年11月第1版 2025年2月第3次印刷
书 号 ISBN 978－7－5132－3499－3

*

定价 20.00 元
网址 www.cptcm.com

服务热线 010 64405510
购书热线 010 89535836
微信服务号 zgzyycbs
书店网址 csln.net/qksd/
官方微博 http://e.weibo.com/cptcm
淘宝天猫网址 http://zgzyycbs.tmall.com

国家中医药管理局
中医药古籍保护与利用能力建设项目
组织工作委员会

主 任 委 员 王国强
副主任委员 王志勇 李大宁
执行主任委员 曹洪欣 苏钢强 王国辰 欧阳兵
执行副主任委员 李 昱 武 东 李秀明 张成博
委 员

各省市项目组分管领导和主要专家

（山东省）武继彪 欧阳兵 张成博 贾青顺
（江苏省）吴勉华 周仲瑛 段金廒 胡 烈
（上海市）张怀琼 季 光 严世芸 段逸山
（福建省）阮诗玮 陈立典 李灿东 纪立金
（浙江省）徐伟伟 范永升 柴可群 盛增秀
（陕西省）黄立勋 呼 燕 魏少阳 苏荣彪
（河南省）夏祖昌 刘文第 韩新峰 许敬生
（辽宁省）杨关林 康廷国 石 岩 李德新
（四川省）杨殿兴 梁繁荣 余曙光 张 毅

各项目组负责人

王振国（山东省） 王旭东（江苏省） 张如青（上海市）
李灿东（福建省） 陈勇毅（浙江省） 焦振廉（陕西省）
蔡永敏（河南省） 鞠宝兆（辽宁省） 和中浚（四川省）

项目专家组

顾　问　马继兴　张灿玾　李经纬

组　长　余瀛鳌

成　员　李致忠　钱超尘　段逸山　严世芸　鲁兆麟
郑金生　林端宜　欧阳兵　高文柱　柳长华
王振国　王旭东　崔　蒙　严季澜　黄龙祥
陈勇毅　张志清

项目办公室（组织工作委员会办公室）

主　任　王振国　王思成

副主任　王振宇　刘群峰　陈榕虎　杨振宁　朱毓梅
刘更生　华中健

成　员　陈丽娜　邱　岳　王　庆　王　鹏　王春燕
郭瑞华　宋咏梅　周　扬　范　磊　张永泰
罗海鹰　王　爽　王　捷　贺晓路　熊智波

秘　书　张丰聪

前言

中医药古籍是传承中华优秀文化的重要载体，也是中医学传承数千年的知识宝库，凝聚着中华民族特有的精神价值、思维方法、生命理论和医疗经验，不仅对于传承中医学术具有重要的历史价值，更是现代中医药科技创新和学术进步的源头和根基。保护和利用好中医药古籍，是弘扬中国优秀传统文化、传承中医学术的必由之路，事关中医药事业发展全局。

1949年以来，在政府的大力支持和推动下，开展了系统的中医药古籍整理研究。1958年，国务院科学规划委员会古籍整理出版规划小组在北京成立，负责指导全国的古籍整理出版工作。1982年，国务院古籍整理出版规划小组召开全国古籍整理出版规划会议，制定了《古籍整理出版规划（1982—1990）》，卫生部先后下达了两批200余种中医古籍整理任务，掀起了中医古籍整理研究的新高潮，对中医文化与学术的弘扬、传承和发展，发挥了极其重要的作用，产生了不可估量的深远影响。

2007年《国务院办公厅关于进一步加强古籍保护工作的意见》明确提出进一步加强古籍整理、出版和研究利用，以及

"保护为主、抢救第一、合理利用、加强管理"的方针。2009年《国务院关于扶持和促进中医药事业发展的若干意见》指出，要"开展中医药古籍普查登记，建立综合信息数据库和珍贵古籍名录，加强整理、出版、研究和利用"。《中医药创新发展规划纲要（2006—2020）》强调继承与创新并重，推动中医药传承与创新发展。

2003~2010年，国家财政多次立项支持中国中医科学院开展针对性中医药古籍抢救保护工作，在中国中医科学院图书馆设立全国唯一的行业古籍保护中心，影印抢救濒危珍本、孤本中医古籍1640余种；整理发布《中国中医古籍总目》；遴选351种孤本收入《中医古籍孤本大全》影印出版；开展了海外中医古籍目录调研和孤本回归工作，收集了11个国家和2个地区137个图书馆的240余种书目，基本摸清流失海外的中医古籍现状，确定国内失传的中医药古籍共有220种，复制出版海外所藏中医药古籍133种。2010年，国家财政部、国家中医药管理局设立"中医药古籍保护与利用能力建设项目"，资助整理400余种中医药古籍，并着眼于加强中医药古籍保护和研究机构建设，培养中医古籍整理研究的后备人才，全面提高中医药古籍保护与利用能力。

在此，国家中医药管理局成立了中医药古籍保护和利用专家组和项目办公室，专家组负责项目指导、咨询、质量把关，项目办公室负责实施过程的统筹协调。专家组成员对古籍整理研究具有丰富的经验，有的专家从事古籍整理研究长达70余年，深知中医药古籍整理研究的重要性、艰巨性与复杂性，履行职责认真务实。专家组从书目确定、版本选择、点校、注释等各方面，为项目实施提供了强有力的专业指导。老一辈专家的学术水平和智慧，是项目成功的重要保证。项目承担单位山东中医药大学、南京中医药大学、上海中医药大学、福建中医药大学、浙江省中医药研究院、陕西省中医药研究院、河南省中医药研究院、辽宁中医药大学、成都中医药大学及所在省市中医药管理部门精心组织，充分发挥区域间互补协作的优势，并得到承担项目出版工作的中国中医药出版社大力配合，全面推进中医药古籍保护与利用网络体系的构建和人才队伍建设，使一批有志于中医学术传承与古籍整理工作的人才凝聚在一起，研究队伍日益壮大，研究水平不断提高。

本着“抢救、保护、发掘、利用”的理念，该项目重点选择近 60 年未曾出版的重要古医籍，综合考虑所选古籍的保护价值、学术价值和实用价值。400 余种中医药古籍涵盖了医经、基础理论、诊法、伤寒金匮、温病、本草、方书、内科、外科、女科、儿科、伤科、眼科、咽喉口齿、针灸推拿、养生、医案医话医论、医史、临证综合等门类，跨越唐、宋、金元、明以迄清末。全部古籍均按照项目办公室组织完成的行业标准《中医古籍整理规范》及《中医药古籍整理细则》进行整理校注，绝大多数中医药古籍是第一次校注出版，一批孤本、稿本、抄本更是首次整理面世。对一些重要学术问题的研究成果，则集中收录于各书的“校注说明”或“校注后记”中。

“既出书又出人”是本项目追求的目标。近年来，中医药古籍整理工作形势严峻，老一辈逐渐退出，新一代普遍存在整理研究古籍的经验不足、专业思想不坚定等问题，使中医古籍整理面临人才流失严重、青黄不接的局面。通过本项目实施，搭建平台，完善机制，培养队伍，提升能力，经过近 5 年的建设，锻炼了一批优秀人才，老中青三代齐聚一堂，有效地稳定了研究队伍，为中医药古籍整理工作的开展和中医文化与学术的传承提供必备的知识和人才储备。

本项目的实施与《中国古医籍整理丛书》的出版，对于加强中医药古籍文献研究队伍建设、建立古籍研究平台，提高古籍整理水平均具有积极的推动作用，对弘扬我国优秀传统文化，推进中医药继承创新，进一步发挥中医药服务民众的养生保健与防病治病作用将产生深远影响。

第九届、第十届全国人大常委会副委员长许嘉璐先生，国家卫生计生委副主任、国家中医药管理局局长、中华中医药学会会长王国强先生，我国著名医史文献专家、中国中医科学院马继兴先生在百忙之中为丛书作序，我们深表敬意和感谢。

由于参与校注整理工作的人员较多，水平不一，诸多方面尚未臻完善，希望专家、读者不吝赐教。

国家中医药管理局中医药古籍保护与利用能力建设项目办公室

二〇一四年十二月

许序

“中医”之名立，迄今不逾百年，所以冠以“中”字者，以别于“洋”与“西”也。慎思之，明辨之，斯名之出，无奈耳，或亦时人不甘泯没而特标其犹在之举也。

前此，祖传医术（今世方称为“学”）绵延数千载，救民无数；华夏屡遭时疫，皆仰之以度困厄。中华民族之未如印第安遭染殖民者所携疾病而族灭者，中医之功也。

医兴则国兴，国强则医强。百年运衰，岂但国土肢解，五千年文明亦不得全，非遭泯灭，即蒙冤扭曲。西方医学以其捷便速效，始则为传教之利器，继则以“科学”之冕畅行于中华。中医虽为内外所夹击，斥之为蒙昧，为伪医，然四亿同胞衣食不保，得获西医之益者甚寡，中医犹为人民之所赖。虽然，中国医学日益陵替，乃不可免，势使之然也。呜呼！覆巢之下安有完卵？

嗣后，国家新生，中医旋即得以重振，与西医并举，探寻结合之路。今也，中华诸多文化，自民俗、礼仪、工艺、戏曲、历史、文学，以至伦理、信仰，皆渐复起，中国医学之兴乃属必然。

迄今中医犹为国家医疗系统之辅，城市尤甚。何哉？盖一则西医赖声、光、电技术而于20世纪发展极速，中医则难见其进。二则国人惊羡西医之“立竿见影”，遂以为其事事胜于中医。然西医已自觉将入绝境：其若干医法正负效应相若，甚或负远逾于正；研究医理者，渐知人乃一整体，心、身非如中世纪所认定为二对立物，且人体亦非宇宙之中心，仅为其一小单位，与宇宙万象万物息息相关。认识至此，其已向中国医学之理念“靠拢”矣，虽彼未必知中国医学何如也。唯其不知中国医理何如，纯由其实践而有所悟，益以证中国之认识人体不为伪，亦不为玄虚。然国人知此趋向者，几人？

国医欲再现宋明清高峰，成国中主流医学，则一须继承，一须创新。继承则必深研原典，激清汰浊，复吸纳西医及我藏、蒙、维、回、苗、彝诸民族医术之精华；创新之道，在于今之科技，既用其器，亦参照其道，反思己之医理，审问之，笃行之，深化之，普及之，于普及中认知人体及环境古今之异，以建成当代国医理论。欲达于斯境，或需百年欤？予恐西医既已醒悟，若加力吸收中医精粹，促中医西医深度结合，形成21世纪之新医学，届时“制高点”将在何方？国人于此转折之机，能不忧虑而奋力乎？

予所谓深研之原典，非指一二习见之书、千古权威之作；就医界整体言之，所传所承自应为医籍之全部。盖后世名医所著，乃其秉诸前人所述，总结终生行医用药经验所得，自当已成今世、后世之要籍。

盛世修典，信然。盖典籍得修，方可言传言承。虽前此50余载已启医籍整理、出版之役，惜旋即中辍。阅20载再兴整理、出版之潮，世所罕见之要籍千余部陆续问世，洋洋大观。

今复有“中医药古籍保护与利用能力建设”之工程，集九省市专家，历经五载，董理出版自唐迄清医籍，都400余种，凡中医之基础医理、伤寒、温病及各科诊治、医案医话、推拿本草，俱涵盖之。

噫！璐既知此，能不胜其悦乎？汇集刻印医籍，自古有之，然孰与今世之盛且精也！自今而后，中国医家及患者，得览斯典，当于前人益敬而畏之矣。中华民族之屡经灾难而益蕃，乃至未来之永续，端赖之也，自今以往岂可不后出转精乎？典籍既蜂出矣，余则有望于来者。

谨序。

第九届、十届全国人大常委会副委员长

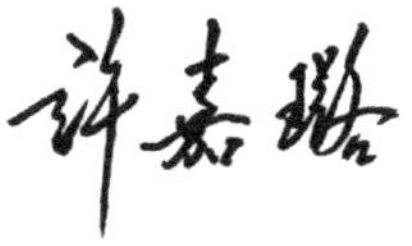

二〇一四年冬

王 序

中医学是中华民族在长期生产生活实践中，在与疾病作斗争中逐步形成并不断丰富发展的医学科学，是中国古代科学的瑰宝，为中华民族的繁衍昌盛作出了巨大贡献，对世界文明进步产生了积极影响。时至今日，中医学作为我国医学的特色和重要医药卫生资源，与西医学相互补充、相互促进、协调发展，共同担负着维护和促进人民健康的任务，已成为我国医药卫生事业的重要特征和显著优势。

中医药古籍在存世的中华古籍中占有相当重要的比重，不仅是中医学术传承数千年最为重要的知识载体，也是中医为中华民族繁衍昌盛发挥重要作用的历史见证。中医药典籍不仅承载着中医的学术经验，而且蕴含着中华民族优秀的思想文化，凝聚着中华民族的聪明智慧，是祖先留给我们的宝贵物质财富和精神财富。加强对中医药古籍的保护与利用，既是中医学发展的需要，也是传承中华文化的迫切要求，更是历史赋予我们的责任。

2010年，国家中医药管理局启动了中医药古籍保护与利用能力建设项目。这既是传承中医药的重要工程，也是弘扬优秀民族文化的重要举措，不仅能够全面推进中医药的有效继承和创新发展，为维护人民健康做出贡献，也能够彰显中华民族的璀璨文化，为实现中华民族伟大复兴的中国梦作出贡献。

相信这项工作一定能造福当今，嘉惠后世，福泽绵长。

国家卫生和计划生育委员会副主任

国家中医药管理局局长

中华中医药学会会长

王国强

二○一四年十二月

马序

新中国成立以来，党和国家高度重视中医药事业发展，重视古籍的保护、整理和研究工作。自1958年始，国务院先后成立了三届古籍整理出版规划小组，分别由齐燕铭、李一氓、匡亚明担任组长，主持制订了《整理和出版古籍十年规划（1962—1972）》《古籍整理出版规划（1982—1990）》《中国古籍整理出版十年规划和“八五”计划（1991—2000）》等，而第三次规划中医药古籍整理即纳入其中。1982年9月，卫生部下发《1982—1990年中医古籍整理出版规划》，1983年1月，中医古籍整理出版办公室正式成立，保证了中医古籍整理出版规划的实施。2002年2月，《国家古籍整理出版“十五”（2001—2005）重点规划》经新闻出版署和全国古籍整理出版规划领导小组批准，颁布实施。其后，又陆续制定了国家古籍整理出版“十一五”和“十二五”重点规划。国家财政多次立项支持中国中医科学院开展针对性中医药古籍抢救保护工作，文化部在中国中医科学院图书馆专门设立全国唯一的行业古籍保护中心，国家先后投入中医药古籍保护专项经费超过3000万元，影印抢救濒危珍、善、孤本中医古籍1640余种，开展了海外中医古籍目录调研和孤本回归工作。2010年，国家财政部、国家中医药管理局安排国家公共卫生专项资金，设立了“中医药古籍保护与利用能力建设项目”，这是继1982～1986年第一批、第二批重要中医药古籍整理之后的又一次大规模古籍整理工程，重点整理新中国成立后未曾出版的重要古籍，目标是形成并普及规范的通行本、传世本。

为保证项目的顺利实施，项目组特别成立了专家组，承担咨询和技术指导，以及古籍出版之前的审定工作。专家组中的许多成员虽逾古稀之年，但老骥伏枥，孜孜不倦，不仅对项目进行宏观指导和质量把关，更重要的是通过古籍整理，以老带新，言传身教，培养一批中医药古籍整理研究的后备人才，促进了中医药古籍保护和研究机构建设，全面提升了我国中医药古籍保护与利用能力。

作为项目组顾问之一，我深感中医药古籍保护、抢救与整理工作的重要性和紧迫性，也深知传承中医药古籍整理经验任重而道远。令人欣慰的是，在项目实施过程中，我看到了老中青三代的紧密衔接，看到了大家的坚持和努力，看到了年轻一代的成长。相信中医药古籍整理工作的将来会越来越好，中医药学的发展会越来越好。

欣喜之余，以是为序。

中国中医科学院研究员

马继兴

二〇一四年十二月

校注说明

徐师曾（1516—1580），字伯鲁，号鲁庵，别号太末山人，明代吴江县（今属江苏）人。嘉靖三十二年（1553）进士，官至吏科给事中，隆庆五年（1571）因病上疏请求致仕。卒于万历八年（1580），年六十四。《明史》无传，在《列传第九十三》中讲任环的事迹时有“给事中徐师曾颂其功”之语。生平行状见王世懋《王奉常集》文部卷二十《徐鲁庵先生墓表》。吴文治主编之《明诗话全编·徐师曾诗话》云其十二岁能诗歌，属古文词，专志于学，兼能明阴阳、律历、医卜、篆籀之说。《明史·艺文志》中收录徐氏著作五种：《世统纪年》六卷、《湖上集》十四卷、《文体明辨》八十四卷（《正录》六十卷、《附录》二十四卷）、《今文周易演义》十二卷、《礼记集注》三十卷。清代《四库全书》中收录徐师曾著作三种：《今文周易演义》十二卷（江苏巡抚采进本）、《礼记集注》三十卷（江苏巡抚采进本）、《文体明辨》八十四卷（两江总督采进本）。据《中国中医古籍总目》，与徐师曾相关的医学著作还有《经络全书》。

本书初刊于明嘉靖四十五年（1566），分上、中、下三篇，共三册。以病因为序，首列病因，次列病证，并解释病机，最后部分病证列辨证、鉴别、治法等内容。

本书现存版本为明嘉靖四十五年（1566）钦懋熙刻本，仅有孤本藏于国家图书馆善本书室。据国家图书馆提供本书的微缩胶片，原书版式、装订形式、纸张材质不详。书内有批注，但据黑白胶片不能确定是否为朱批。据胶片给出的比例，本书页面长约26厘米，宽约12厘米，上距4.7厘米，下距2厘米，每页8行，每行约1.5厘米，书前的一篇引文每行11字，后面正文每行20字。封面署“明·徐师曾撰”。《刻校注病机赋引》云：“柯城刘克用氏，邃于医者也，尝著《病机赋》，又自为之注。”又云：“余览其中……辄为更注，祛其背戾，文以儒术，俾词足以达意，意足以析理，名曰《校注病机赋》。”

本次整理以国家图书馆明嘉靖四十五年（1566）钦懋熙刻本为底本。用来他校的书包括：《黄帝内经素问》《灵枢经》《备急千金要方》《儒门事亲》《仁斋直指小儿方论》《素问玄机病原式》《玉机微义》《卫生宝鉴》《三因极一病证方论》等。

本次整理以本校、他校为主，慎重运用理校。具体方法又分为校改、校补、校删、并存校、存疑校等几类，对底本原文中有误、脱、衍、疑义等一一按上述方法处理。其具体原则说明如下。

1. 底本为竖排繁体，今改横排简体，并加标点。

2. 凡底本中的异体字、古字、俗写字均径改，不出校注。通假字于首见处出校记说明，并征引书证。

3. 凡底本、校本一致，如按文义疑有脱、误、衍、倒问题而又缺乏依据未能遽定者，一律不改动底本文字，出校说明。

4. 凡底本、校本不一致，底本无误，校本有误者，一律不出校注；若底本文字有误，论据充分确需改动者，改动底本文字并出校说明；若校本异文有重要参考价值又可兼取者，或难以确定底本与校本何者为胜者，均不改动底本而出校说明。

5. 凡底本中引用前人的文字，多为引述文义，且引用文字中间夹杂作者解释的语句，为免烦乱，故书中引文不加引号。

6. 本次校勘为保留本书原貌，凡眉批予以采用，原书中墨笔删除处未予采用。

7. 底本中的眉批今加于相应正文之后，前加［批］字。

8. 凡属疑难字、冷僻字均加注音注释，采用汉语拼音注音加直音法。

9. 凡底本中有模糊不清难以辨认者，则以虚阙号□按所脱字数补入；若无法计算字数，则用不定虚阙号〼表示。二者均不出校注。

10. 引文与所涉书籍完全一致者，谓之“语见”；引文与所涉书籍有个别字词不同者，谓之“语出”；引文与所涉书籍意义一致，但表述不相同者，谓之“语本”。

刻校注病机赋引

医家之书富矣，其最著者曰《素》《难》。余观《素问》，虽非古书，要亦秦汉间文字，无容喙①也。至若《难经》则有可议者，盖书以“难”为名，固宜以问对为体。今其发端，率用“然”字。夫“然”者，转折之辞，非答问之语，顾不审而用之。即此一端，已不能与《素问》齐名矣，况下此者乎？柯城刘克用氏，邃②于医者也。尝著《病机赋》，又自为之注。夫著书者，往往病注者之失其意。今自撰而自注之，可谓无毫发之遗恨矣。顾其中转折，不免蹈《难经》之失。所以然者，良由医工不习儒术，不解文义，转相传授，遂至背戾，使后人读之，寖③失本旨。余览其书，未尝不韪④之，亦未尝不惜之也。宦学之余，辄为更注，祛其背戾，文⑤以儒术，俾词足以达意，意足以析理，名曰《校注病机赋》，于以⑥羽翼《素问》，裨益《难经》，盖医家之一助也。太学生

① 无容喙：疑有脱文，似当作“无容置喙”。置喙：插嘴，参与议论。

② 邃（suì 碎）：精深。

③ 寖（jìn 近）：逐渐。

④ 韪（wěi 萎）：同意，赞赏。

⑤ 文：修饰，文饰。

⑥ 于以：因此，是以。

钦君懋熙，见而说①之，爰命锓梓②。工将告竣，请题篇端，因论其失如右。君方家食③，事亲颇竭孝敬，刻此亦足以观其志云。

嘉靖四十有五年四月十有一日太末山人徐师曾撰

① 说：通“悦”，《吕氏春秋·孟夏》：“还，乃行赏，封侯庆赐，无不欣说。”

② 锓（qǐn 寝）梓：刻板印刷。书板多用梓木，故称。

③ 家食：赋闲，不食公家俸禄。

目　录

上　篇

太极已判，民物咸生，一气周旋，变化不息。惟人灵于万物，心具五常①，身缘四大②，七情交动乎中，六气相荡于外，有生难免沉疴，具体莫逃乎疾病。

太极未分，理气混然。自夫天开于子，地辟于丑，人生于寅，三才既分，一气流行，化生无穷。《易》曰：乾道成男，坤道成女，继之者善，成之者性。人物各得其性，惟人全具五常之理，故能灵于万物。缘有君亲师友，事上接下之道与夫日用涉世酬物，故未免内有喜怒忧思悲恐之扰，外有风寒暑湿燥火之荡。故病患在人，虽具体圣人亦不能免。疗理要法，诚不可无。

先圣作经，悯斯民之疾苦；后贤着论，阐大圣之深仁。志在养生，当搜奥论，广寻经义，毋执一家。伤寒遵仲景之书，热病考河间之论，韩祇和③阴证最佳，李东垣内伤切当，针艾法窦太师④，汤药宗孙思邈。

先圣者，伏羲氏画八卦以占吉凶，神农氏作《本草》以别药性，

① 五常：谓仁、义、礼、智、信。语出汉·董仲舒《春秋繁露》。

② 四大：道家以道、天、地、人为四大，佛教以地、水、火、风为四大。

③ 韩祇和：北宋医家，生卒年不详，生活于1030～1100年间。撰有《伤寒微旨论》两卷，辨析《伤寒论》辨证用药理论。原书已佚，今有《永乐大典》辑录本。

④ 窦太师：窦杰，字汉卿，后更名窦默。历任元世祖时昭文馆大学士、太师等职，故又有“窦太师”之称，累封魏国公，谥号文正。

轩辕氏兴《素问》以明物理。后贤如张仲景《伤寒论》、刘守真《直格》等书、韩祗和《指微论》、李东垣《脾胃论》、窦太师《针经》、孙真人《千金方》，不过阐扬前圣仁民之意。后之医者，当讨寻《内经》义理，无执守一家之说。若能本之于《素问》，参究乎诸家，自然活泼泼地。

欲穷本末，先求内外之因。

凡治病当究其本末。先须识因，不知其因，病原无自。其因有三：曰内，曰外，曰不内外。内则七情，外则六淫，不内不外则劳逸作强之类也。

要识安危，力究阴阳之候。

阴阳者，天地之道也，万物之纪纲，变化之父母，生杀之本始，神明之府也。人因阴阳偏胜而病生，实者泻之，虚者补之，热者寒之，寒者热之，无过不及，以平为期。否则有实实虚虚，损不足而益有余之过矣。详东垣先生所谓“至虚有盛势，大实有羸状①”。疑似之间，便有生死祸福之异，故阴阳之候不可不究，学者详之。

调四气而治五郁，须知法正行权。［批］四气、五郁。

四气者，春温、夏热、秋凉、冬寒。故春食凉、夏食寒、秋食温、冬食热，谨当调之，无使病生。五郁者，天有金、木、水、火、土，郁而不散则生灾；人身有心、肝、脾、肺、肾，郁则生病。岐伯曰：木郁达之，达之谓吐之，令其条达也；火郁发之，发谓发汗，令其疏散也；土郁夺之，夺谓下，令无壅碍也；金郁泄之，泄谓渗泄，解表利小便也；水郁折之，谓抑之，制其冲逆也。通是五法，气乃可平，后当观其虚实而调理之。法正则顺四气而治，行权则逆其气而

① 至虚有盛势……羸状：语出苏轼《求医诊脉说》。

治也。

治其本而治其标，熟审六淫五恶。［批］六淫、五恶。

凡病有标本，治有先后，须审其六淫五恶。六淫者，岐伯所谓风淫于内，治以辛凉，佐以苦，以甘缓之，以辛散之；热淫于内，治以咸寒，佐以甘苦，以酸收之，以苦发之；湿淫于内，治以苦热，佐以酸淡，以苦燥之，以淡泄之；火淫于内，治以咸冷，佐以苦辛，以酸收之，以苦发之；燥淫于内，治以甘热，佐以甘辛①，以咸泻之，以辛润之，以苦坚之。五恶者，心恶热，肺恶寒，肝恶风，脾恶湿，肾恶燥。

万病知源，分阴可惜。究五科七事之机，行十剂七方之制。［批］五科、七事、十剂、七方。

陈无择云：五科者，脉病证治及其所因；七事者，所因复分为三。故因脉以识病，因病以辨证，随证以施治。又曰：既明五科，每科须识其要，脉有浮、沉、迟、数，病有风、劳、气、冷，证有虚、实、寒、热，治有汗、下、补、吐。又当推明三因，外曰寒、热、湿、风，内曰喜、怒、忧、思，不内外曰劳逸、作强，各有证候。详而推之，若网在纲，有条不紊，则能事毕矣②。然必究十剂七方之道，则尽善尽美矣。故方不七不足以尽方之变，剂不十不足以尽剂之用。盖剂者，和也；方者，合也。七方者，大、小、缓、急、奇、偶、复也。十剂者，宣、通、补、泻、轻、重、滑、涩、燥、湿也。所谓大方者，有二说焉，有君一、臣三、佐使九之大方，有分两大而顿服之

---

① 燥淫于内……甘辛：《黄帝内经素问·至真要大论》作“寒淫于内，治以甘热，佐以苦辛”。

② 五科者……能事毕矣：语出陈无择《三因极一病证方论·五科凡例》。

大方。盖治肝肾在下而远者，宜顿服而数少之大方；若病有兼证而邪不专，不可以一二味之小方治者，故宜君一、臣三、佐九之大方也。小方之说亦有二焉，有君一、臣二之小方，有分两微而频服之小方。盖治心肺及在上而近者，宜分两微而少服，而频服之，徐徐呷之是也；若病无兼证，邪气专一，可一二味而治者，则宜君一、臣二之小方。然肝之三服可作心之七服，肾之二服可作肺之七服。缓方之说有五，有甘以缓之之缓方，糖、蜜、枣、葵、甘草之属，盖病在胸膈，取甘能恋也；有丸以缓之之缓方；有品类群众之缓方；有无毒治病之缓方；有气味薄药之缓方。盖补上治上，制之以缓，缓则气味薄也。故王太仆云：治上补上，方若迅急，则上不任而迫走于下。制缓方而气厚，则势与急同①。急方亦有五说焉，有急病急方，如心腹暴痛、便闭不通，借备急丹以攻之，此药用不宜恒，盖病不容俟也；有汤散荡涤之急方；有药性有毒，能上涌下泄，可以夺病之大势之急方；有气味厚药之急方。故太仆云：治下补下，制以急方，缓则滋道路而又力微。制急方而气味薄，则力与缓等②。奇方之说有二：有古之单方，独用一物，病在上而近者宜用之；有数合阳数，谓一、三、五、七、九之奇方。故奇方宜下不宜汗。偶方之说有三：有两味相配，如沉附汤之属是也；有两方相合，若胃苓之属是也；有数合阴数，如二、四、六、八、十之偶方。宜汗不宜下。复方之说有二，有二方三方相合之复方，有分两均齐之复方，各等分是也。然以《内经》考之，其奇三偶四，则反以味数奇者为奇方，数味偶者为偶方。下复云：汗者不以奇，下者不用偶③。及观仲景之制方，桂枝汤，汗药也，反以三

① 治上补上……与急同：语本《黄帝内经素问·至真要大论》王冰注。
② 治下补下……与缓等：语本《黄帝内经素问·至真要大论》王冰注。
③ 汗者不以……不用偶：语本《黄帝内经素问·至真要大论》王冰注。

味为奇；大承气，下药也，反以四味为偶，何也？岂非临事制宜，复有增损者乎？故知王太仆所谓，汗药如不以偶，则气不足外发；下药而不以奇，则药毒攻而致过①。必如此言，则奇单行、偶并行之谓也。意者，下本易行，故宜单；汗或难出，故宜并。盖单行则力孤而微，并行则力齐而大，此太仆之意也。然太仆又以奇方为古之单方，偶为复方，今此七方之中，已有偶又有复，何也？岂非偶方者，二方相合之谓也？复方者，二方、四方相合之谓也？不然何以偶方之外又有复方者欤？此复字，非重复之复，乃反复之复，何以言之？盖《内经》既言奇偶之方，而又有重复之方，惟云奇之不去，则偶之，是谓重方。重方者，即复方也。下又云：偶之不去，则反佐以取之②。所谓寒热温凉，反从其病也。由是言之反复，亦不远《内经》之意也。其所谓宣剂者，即吐法也。《内经》曰：高者因而越之③，木郁则达之④。皆谓之宣升而上者也，若瓜蒂散之属是也。通剂者，流通之谓也，如小便不通，宜用木通、海金沙、琥珀、五苓散之属是也。补剂者，补其不足也，人皆知山药丸、鹿茸丸之剂为补也，殊不知酸、苦、甘、辛、咸各补其脏。《内经》曰：精不足者补之以味⑤。若善用药者，使病去而进之以五谷，真得补之之道也。泻剂者，泄泻之谓也，诸痛为实，痛随利减。经曰：实则泻之，实则散之⑥。大黄、牵牛之属是也。轻剂者，风寒之邪客于皮肤，头痛身热，宜轻剂以治

---

① 汗药如不……而致过：语本《黄帝内经素问·至真要大论》王冰注。
② 偶之不去……以取之：语本《黄帝内经素问·至真要大论》。
③ 高者因而越之：语出《黄帝内经素问·阴阳应象大论》。
④ 木郁则达之：语出《黄帝内经素问·六元正纪元大论》。
⑤ 精不足者补之以味：语出《黄帝内经素问·阴阳应象大论》。
⑥ 实则泻之……散之：语本《黄帝内经素问·三部九候论》。

之，升麻、葛根之属是也。滑剂者，《周礼》曰：滑以养窍①。如大便燥结、小便淋涩，皆宜滑剂，如麻仁、郁李、葵子、滑石之类。涩剂者，如寝汗不禁，涩以麻黄根之属；滑泄不已，涩以肉豆蔻、枯矾之属。燥剂者，如积寒久冷、食已不饥、吐利腥秽、屈伸不便、上下所出水液澄澈清冷，此由大寒之故，宜用干姜、良姜、附子、胡椒辈以燥之，非积寒之病不可用也；若湿病者，则白术、陈皮、木香、苍术等，皆燥之平剂也。湿剂者，润湿之谓也，虽与滑相类，而少有不同。《内经》曰：辛以润之②。盖能润者，为辛能散气，能化液故也。若夫硝石，性虽咸，本属真阴之水，诚濡枯之上药也。人有枯涸皴揭③之病，非独金化为然，盖有火化乘之，非湿剂莫能愈也。后之学医者，当惜分阴而讨论之。

审劳伤与六极，晓苦欲并九气。［批］六极、九气、苦、欲。

医经载五劳六极之证，非传尸、骨蒸之比，多由不能卫生，过于施用，逆于阴阳，伤于荣卫，遂成五劳六极之病焉。何谓五劳？尽力谋虑，劳伤乎肝，应乎筋极；曲运神机，劳伤乎心，应乎脉极；意外过思，劳伤乎脾，应乎肉极；预事而忧，劳伤乎肺，应乎气极；矜持志节，劳伤乎肾，应乎骨极。此五劳应乎五极者也，然精极者，五脏六腑之气衰，形体皆极，眼视无明，齿焦发落，体重耳聋，行履不正，邪气逆于六腑，厥于五脏，故成精极。大抵劳极之脉多弦，治疗之法，随其虚实冷热而调之，精极者当补其精也。《素问》所谓“形不足者，温之以气；精不足者，补之以味”④。宜详于各类，大略如

① 滑以养窍：语出《周礼·天官冢宰》。
② 辛以润之：语出《黄帝内经素问·脏气法时论》。
③ 枯涸皴（cūn 村）揭：津液枯竭干涸，皮肤因受冻或受风吹而干裂。
④ 形不足……补之以味：语出《黄帝内经素问·阴阳应象大论》。

此，临病之际，当细审焉。《素问》云：久视伤血，劳伤于心也；久卧伤气，劳于肺也；久坐伤肉，劳于脾也；久立伤骨，劳于肾也；久行伤筋，伤于肝也，是为五劳所伤①。五欲者，五脏之所欲也。经曰：肝欲散，急食辛以散之。辛何以能散，如姜、橘、桂枝之属是也，辛甘属阳，故能散也。心欲软，急食咸以软之。咸何以能软，如丹砂、旋覆、牡蛎之属是也，咸味柔，故能软也。脾欲缓，急食甘以缓之。甘何以能缓，如人参、甘草、糖、蜜之属是也，甘性和静，故能缓也。肺欲收，急食酸以收之。酸何以能收，如五味、乌梅之属，酸性收敛，故能收也。肾欲坚，急食苦以坚之。苦何以能坚，如黄连、黄芩之属，苦性坚燥，故能坚也。此五脏之所欲也②。五脏之所苦何如？经曰：肝苦急，急食甘以缓之。肝何以苦急，是肝气有余也，故用甘草、石膏、葛根之属以缓之。心苦缓，急食酸以收之。心何以苦缓，是心气虚也，故用五味、酸枣仁之属以收之。脾苦湿，急食苦以燥之。脾何以苦湿，脾恶湿，脾湿气盛，故用厚朴、苍术之苦以干燥之。肺苦上气逆，急食苦以泄之。肺何以苦气上逆，是其气有余也，故用杏仁、桑皮、葶苈之苦以宣泄之。肾苦燥，急食辛以润之。肾何以苦燥，是肾恶燥也，故用干姜、桂之属以润之。然姜桂性燥，肾既苦燥又何用之③？太仆曰：辛性津润，以其能开腠理、生津液，使肺气下流于肾，肾与肺通，故能润之④。九气者，怒、喜、悲、恐、寒、暑、惊、思、劳是也。故怒则气逆，喜则气和，悲则气消，恐则气聚，寒则气收，暑则气泄，惊则气乱，思则气结，劳则气耗。气本一

---

① 久视伤血……所伤：语本《黄帝内经素问·宣明五气》。
② 肝欲散……之所欲也：语本《黄帝内经素问·脏气法时论》。
③ 肝苦急……又何用之：语本《黄帝内经素问·脏气法时论》。
④ 辛性津润……能润之：语本《黄帝内经素问·脏气法时论》王冰注。

也，因所触而为九。或问，怒何谓气逆也？王太仆曰：怒则阳气逆上，而肝气乘脾，故气上逆，甚则呕血及飧泄也①。喜何谓气和？盖喜则气和志达，荣卫通利，其气缓，故和也。悲何谓气消？悲则心系急，肺布叶举，而上焦不通，荣卫不散，热气在中，故气消也。恐何谓气聚？恐则伤精，却上而不下流，下焦阴气亦回还而不散，故聚而胀也。寒何谓气收？寒则身凉，腠理闭，卫气沉，故皮肤文理及渗泄之处皆闭密，而气不流行，卫气收敛于中而不散也。暑何谓气泄？暑则腠理开，荣卫通，汗大出，故气泄。惊何谓气乱？惊则心无所依，神无所归，虑无所定，故气乱也。思何谓气结？思则心有所存，神有所归，正气流而不行，故气结也。劳何谓气耗？劳则喘息而气奔速，则阳外发，故汗出，内外皆逾越于常纪，故气耗损也。治九气之法何在？曰和，曰消，曰聚，曰收，曰泄，曰乱，曰耗。详其义理，随证以寒热温凉而疗之，则思过半矣。抑考《内经》治法，但以五行相胜之理治之。其曰：怒伤肝，肝属木，怒则气并于肝，而脾土受邪，木太过则肝亦自病。喜伤心，心属火，喜则气并于心，而肝金②受邪，火太过则心亦自病。悲伤肺，肺属金，悲则气并于肺，而肝木受邪，金太过则肺亦自病。恐伤肾，肾属水，恐则气并于肾，而心火受邪，水太过则肾亦自病。思伤脾，脾属土，思则气并于脾，而肾水受邪，土太过则脾亦自病。寒伤形，形属阴，寒胜热则阳受病，寒太过则阴亦自病。暑伤气，气属阳，热胜寒则阴受病，热太过则阳亦自病。凡此七者更相为治，故悲可以治怒，以怆恻③苦楚之言感之；喜可以治

① 怒则阳气……飧泄也：语本《黄帝内经素问·举痛论》王冰注。
② 肝金：据文义，“肝金”似作“肺金”，义胜。
③ 怆恻：悲痛。

悲，以谑浪亵狎①之言娱之；恐可以治喜，以迫遽死亡之言怖之；怒可以治思，以污辱欺罔之言触之；思可以治恐，以虑彼忘此之言夺之②。凡此五者，必诡诈谲怪③，无所不至，然后可以动人耳目。若胸中无材器之人，亦不能行此五法也。暑可以治寒，寒可以治暑，逸可以治劳，习可以治惊。经曰：惊者平之④。平谓平常也，夫惊以其忽然而遇之也，使习见习闻，则不惊矣。此九者，《内经》自有是理，然知而行之者鲜矣，故赋此以为治九气，一以温燥热剂者之鉴。

白虎飞尸、附骨疽异名同类。［批］白虎飞尸、飞尸、附骨疽。

无择云：附骨疽与白虎飞尸、历节风皆相类。历节则走注不定；白虎飞尸痛浅，按之则便；附骨疽痛深，按之无益。又一说，白虎飞尸亦能作脓，着骨而生，及其腐溃，碎骨出尽方愈。如是，则附骨疽与白虎飞尸是一病，但浅深不同耳。白虎飞尸，俗名风煞。然附骨疽少有骨出者，宜热拔毒，不可一向泥五香、连翘、漏芦之属，先当温肾，如灵宝膏乃神药，惟在针烙浅深，刺拔其毒根，则易愈。不尔则顺脉流走，遍体洪肿，卒致不救⑤。

脾气横泄，水血分形同病别。［批］脾泄。

无择云：洪肿门类极多，自正水之余，有风水、皮水、石水、黄汗等，分入水门。如脾气横泄、脚气肢肿、肤胀、鼓胀、肠覃、石瘕，与夫造作干犯土气，皆作浮肿，属血属气。理自不同，特以外证

---

① 谑浪亵狎：戏谑放荡，轻慢，不庄重。

② 怒伤肝……之言夺之：语本《黄帝内经素问·阴阳应象大论》。

③ 诡诈谲怪：狡诈，欺诈。

④ 惊者平之：语出《黄帝内经素问·至真要大论》。

⑤ 附骨疽与……致不救：语出陈无择《三因极一病证方论·附骨疽证治》。

相类，未易分别，若不预学，临病必迷，错乱汗下，皆医杀之。更有气分、血分①。夫血分者，先因经水断绝，而后四肢浮肿，小便不通，名曰血分。水化为血，血不通则复化为水，宜椒仁丸、小调经散之属，不可作水气治之，但调经水，其肿自消。若先小便不利，而后身面浮肿，致经水不通，名曰水分，宜葶苈丸之属。又有虚肿浮轻，是风邪搏于气肿也，若皮肤如熟李状，则变为水肿。气肿者发汗即愈，水肿利小便即瘥也。脾气横泄，宜三因无碍丸②之类。

暑暍禁汗下、温针，秘发于古。［批］暑暍。

无择云：伤暑、中暍，其实一病，但有轻重不同。《要略》乃云伤寒家别有暍病，非也③。仲景无治法，东垣有清暑益气汤，诚为发千古之秘也。

风眩行针灸，须药理至于也。［批］风眩。

徐嗣伯曰：风眩之病，起于心气不足，胸上蓄热，因居处有高风面热之所为也。痰热相感而动风，风心相乱则闷瞀④，故谓之风眩。大人曰癫，小儿曰痫，其实一也。凡病初发，宜急与续命汤，困急时，但度灸穴，便以火针针之，无不瘥者。初得针，竟便灸最佳⑤。详《千金方》论。但忌贲豚，气急则死，不可救。脉虚可疗，实则死矣。《仁斋》言：痫为小儿之恶病，虽有瞪眼直视，牵引反张之候，

---

① 洪肿门类……血分：语出陈无择《三因极一病证方论·水肿证治脉例》。

② 三因无碍丸：出自陈无择《三因极一病证方论·水肿证治脉例》。治脾气横泄，四肢浮肿，心腹胀满，喘不得卧。

③ 伤暑中暍……非也：语出陈无择《三因极一病证方论·叙中暑论》。

④ 瞀（mào 茂）：目眩眼花。

⑤ 风眩之病……灸最佳：语出孙思邈《备急千金要方·小肠腑方·风眩》。

而似死似生，时发时醒，亦是验痫之一端也①。

肺病面白而不泽，因知六脱所致。［批］肺病。

六脱者，脱气、脱血、脱津、脱液、脱精、脱神。

脏病身热而可验，当求五按须知。［批］脏病。

《发明》云：五②脏有邪，各有身热，其状各异，以手扪摸，有五法焉。肺热者，轻手乃得，但微按全无，瞥瞥然见于皮毛之上，日西尤甚，乃皮毛之热。其证必见喘咳洒淅，寒热轻者泻白散，重者凉膈散、白虎汤、地骨皮散。心热者，心主血脉，微按至皮肤之下、肌肉之上，轻手乃得，微按至皮毛之下，则热少，加力按之则全不热，是热在血脉也，日中大甚，乃心之热也。其证烦心、心痛、掌中热而哕，治以黄连泻心汤、导赤散、朱砂安神丸、清凉饮子。脾热者，轻手扪之不热，重按至筋骨又不热，不轻不重，在轻手重手之间，热在肌肉，遇夜尤甚。其证必怠惰嗜卧，四肢不收，无气以动，泻黄散治之。肝热者，以手扪摸肌肉之下至骨上，乃肝之热，寅卯间尤甚。其为病，胸胁满闷，便难，转筋，多怒，多惊，四肢困热，筋萎不能收持，治以泻青丸、柴胡饮子。肾热者，轻手重手俱不热，须重手按至骨分，其热蒸手如火。其为病，苏苏如虫蚀其骨，困热不任，不能起床，宜滋肾丸、六味地黄丸。

风寒暑湿，诊之不同，望闻问切，辨之有异。故知风则脉浮自汗，然须走注。寒则脉紧无汗，必定拘疼。中暑则心烦面垢，脉必虚弱。伤湿则重着肿满，诊须细沉。

陈无择论曰：风寒暑湿四气，皆能中人，在证皆有缓纵牵急，搐

---

① 痫为小儿……一端也：语本杨士瀛《仁斋小儿方论·中风》。
② 五：李东垣《医学发明·百病在气在血》作“三”。

搦痹瘁、奄忽不知人者，皆如风状，须得脉证别之可也。要知脉浮，中风恶风，外证自汗、走注。中寒则脉紧恶寒，外证无汗、身有疼痛。中湿则脉沉细，外证重着肿满。中暑则脉阳弱阴虚，外证缓弱热烦①。又云：风为阳邪，故散气自汗；暑消气，故倦怠；湿益血，故肿着；寒伤血，故疼痛。

嗟夫！感寒病同，伤中何异？

天之寒气病于人，则问医书，何以有伤寒、中寒之分？必有其理，详见下文。

伤寒为旧，热郁而体不甚虚，别六经而行四治。［批］伤寒。

李明之言：伤寒之人，因其旧有郁热，风寒外来，肌腠自密，郁发为热②。故景仰张长沙之论，证别三阴三阳六经形证，法有汗和吐下四治，昭然可考，以病体不甚虚故也。

中寒因胃虚冷而卒冒严寒，法温补，治随六气。［批］中寒。

中寒之人，胃气虚寒，寒毒乘之，肤腠疏豁，一身受邪，难分经络，热可发，温补自解，此因胃气之大虚也。然伤寒热虽甚，不死；中寒若不急治，去生甚远，其虚实概可见矣。

身热而常贪纳被，内虚寒而邪热浅浮，药辛温而取效。

病人身体大热，而欲得近衣，此热在皮肤，寒在骨髓也。仲景无治法。《活人书》与阴旦汤，寒已，次用小柴胡加桂汤。今有人参养

---

① 风寒暑湿……热烦：语本陈无择《三因极一病证方论·叙中风论》。
② 伤寒之人……为热：语出朱丹溪《局方发挥》。“李明之”疑误。

胃汤、五积散、藿香正气散，余常用不换金正气散加芎芷、局方八解散加芎芷，头疼加葱，辛良。

体寒而每欲掀衣，素壮盛而感寒郁闭，饮辛凉而必痊。

病人身大寒而欲去衣，寒在皮肤，热在骨髓也。仲景无治法。《活人书》先与白虎加人参汤，热除，次用桂枝麻黄各半汤，以解其外。今有用败毒散、升麻葛根汤、参苏饮、防风通圣散，选而用之。按河间言：恶寒为寒在表，或身热恶寒为热在皮肤，寒在骨髓者，皆误也。而《活人书》亦以此为表里言之。故赵氏①曰：详仲景论止分皮肤骨髓，而不曰表里者，盖皮、肉、脉、筋、骨五者。《素问》以五脏之合主于外，而充于身者也。惟曰脏曰腑，方可言表里。可见皮肤即骨髓之上，外部浮浅之分，骨髓即皮肤之下，内部沉深之外，与经络属表、脏腑属里之例不同。况仲景出此证于太阳篇首，其为表证，明矣。是知虚弱素寒之人，感邪发热，热邪浮浅，不胜沉寒，故外怯而欲得近衣，此所谓热在皮肤、寒在骨髓，药用辛温为当。至于壮盛素热之人，或酒客辈，或邪之初寒变热，阴邪闭于伏热，阴凝于外，热郁于内，故内烦而不欲近衣，此所谓寒在皮肤，热在骨髓，药用辛凉必矣。一发之余表解症和，此仲景不言之妙。若以皮肤为表，骨髓为里，则麻黄汤证云骨节疼痛，其可名为表乎？盖仲景伤寒之书，人但知为方家之祖，而未解作秦汉之文字观，故于大经大法之意，反有疑似，而后世赖其余泽者，往往类辑伤寒方论，其间失其本义，及穿凿者亦有之，矧以杂病为论，但引其例乎？惟赵氏《释疑》得其旨趣，且《黄帝针经》有论皮寒热、肌寒热、骨寒热等例，如此

---

① 赵氏：赵嗣真，元代医家，注《活人释疑》一书，书佚，其说可见《玉机微义》。

则仲景所论，分邪在皮肤、骨髓之殊，正欲以尽证例之变，盖有所本也。吾故赋此，使学者知而行之，则病机可得识矣。

伤中既分，表里宜审，外病内和谓之表，内病外和谓之里。

夫伤寒、中寒，既已识之，而表里不可不讲。何谓外病内和？外病者，谓如身体拘急、骨节烦疼、恶寒无汗、头疼或身重自汗，此外病之形也。内和者，口和而知味，不呕不泄，不贪①酸，胸胁不满，肚腹不痛，无此患者是也。何谓内病外和？内病者，胸胁苦满，肚腹泄利，或痛，或小便黄赤，大便秘结，或贪①酸不食者是也。外和即无头疼，身痛，骨节烦疼，恶风恶寒者是也。当审者，内外两伤，不可苟且，内伤补其不足，外伤泻其有余。东垣、仲景宜熟详之。

当解表时莫攻里，和汗之剂宜分。

表病虽宜解散，有当汗解者，有当和解者。如伤寒，病其寒邪初客于皮毛之分，必恶寒无汗，身热头疼，骨节烦痛，脉浮紧，宜麻黄、葛根、紫苏、陈皮之属以汗之，是轻可以去实也。若自汗恶风，身重，脉浮缓，宜桂枝、芍药、白术、甘草之属，以和解之故。故仲景云：有汗不得服麻黄，无汗不得服桂枝。切须识此，不可误也。

当攻里时莫解表，下补之方可谛。

里病虽宜攻，然亦有当补者。如伤寒病六七日传里，潮热谵语，大便结，小便赤，不恶寒而恶热，脉沉实，则宜大小承气下之。其有邪攻于里，而下利清谷，霍乱不渴，脉微，又当以四逆、理中、五苓疗之。

---

① 贪：据文义，“贪”似作“吞”，义胜。

表里如或两可攻，后先内外须循理。汗以偶方，下以奇剂。

谓如伤寒冒风，表里俱见，必先治其表，后治其里，以小柴胡加桂枝主之。如白虎汤，治里多表少者；五苓散，治表多里少者。又如内伤，饮食劳倦，因乎内而甚乎外，先治其内，后治其外。如气高而喘，身热而烦，自汗倦怠，用补中益气汤、八解散、四君子之类，万病皆循自然之理。

发表不远热，中病便休，攻里不远寒，更衣即止。

发表之剂，当用辛甘温热助阳还阴之药，以其能开发腠理，汗出而邪散也，如桂枝、麻黄、细辛、甘草、川芎、陈皮、防风、苍术之属是也。若中病便止，不服也。攻里之剂，当用苦寒之药，以其能推陈致新，荡邪涤积，便泄而病去矣，若大黄、朴硝、枳壳、枳实、厚朴之属，若承气汤是也。如更衣止后服，恐其过也。其曰更衣者，古人登厕必更衣，故便去曰更衣也。言不远者，不可远去云耳。

若乃不发不攻，必致寒热内贼，无犯天时，其义不忒，犯其司气，是谓迷惑。

发表宜用辛热之药。若病在表，虽畏日流金之时，不避司气之热，亦必以热药发其表也。若病在里当下者，虽坚冰积雪，不避司气之寒，亦必以寒药攻其里也。所谓发表者，出汗是也；攻里者，涌泄是也。发表攻里不避司气者，何哉？王太仆曰：汗泄下利，皆以其药不住于中也①。夫不住于中，则其药一去不留，故虽寒药犯司气之寒，热药犯司气之热，亦无害也。若不发表，不攻里，其药留而不去，适

---

① 汗泄下利……于中也：语本《黄帝内经素问·六元正纪大论》王冰注。“下利”原作“不利”，据改。

足以助司气而增邪，是谓不发不攻，寒热内贼，有病者病益甚，无病者病必生矣。如天令寒之时，病在表不在里，今反以寒药冰其里，又不涌不泄，则必坚否腹满、痛急不利之病生矣。若天令炎热之时，病在里而不在表，反以热药燥其中，又非发汗，则身热、吐下、霍乱、痈疽、疮疡、瞀郁、注下、瞤瘛、肿胀、呕吐、鼽①衄、头痛、骨节挛、肉痛、血泄、淋闭之病生矣。故知非发表攻里，则必顺天气寒热温凉，此其义也。若犯司气，非迷惑而何？

思强攻而洞泄，岂得延年？

昔罗谦甫，良医也。尝云有真定赵商，乙丑岁六月间，客于地方，因乘伤湿面，心下痞满，躁热时作，卧不得安，遂宿于寺中，僧以大毒食药数丸，下十余行，心痞稍减。越日困睡，为盗劫财，心有所动，遂躁热而渴，饮冷酒一大瓯，是夜脐腹胀痛。僧再以前药，复下十余行，病加困笃，四肢无力，躁热，身不停衣，喜饮冷水，米谷不化，痢下如烂鱼肠脑，赤水相离，全不思食，强食则呕，痞甚于前，噫气不绝，足胻冷，小腹不任其痛。请罗治之，诊其脉浮数，八九至，按之空虚。罗溯流而寻源，盖因暑天之热，已伤正气，又以有毒大热之剂下之，一下之后，其所伤之物已去而无余矣，然遗巴豆之气，流毒于肠胃之间，使呕逆而不能食，胃气转伤而然，及下脓血无度，大肉陷下，皮毛枯槁，脾气弱而衰也，舌上赤涩，口燥咽干，津液不足，下多亡阴之所致也。阴既已亡，心火独旺，故心胸燥热，烦乱不安。经曰：独阳不生，独阴不长。天②之由也。遂辞去。后易他医，医至，不审其脉，不究其源，惟见痞满，以枳壳丸下之，病添喘满，利下不禁而死。《金匮要略》云：不当下而强下之，令人开肠洞

---

① 鼽（qiú 求）：流清鼻涕。

② 天：据文义，“天”似作“夭”，义胜。

泄，便溺不禁而死。此之谓也。夫圣人治病，用药有法，不可少越。《内经》曰：大毒治病，十去其六；小毒治病，十去其七；常毒治病，十去其八；无毒治病，十去其九；如不尽，行复如法，余以谷肉果菜尽养之，无使过之，过则伤其正矣。《记》有云：医不三世，不服其药。盖慎之至也。彼僧非医流，妄以大毒之剂，下之太过，数日之间，使人殒身丧命，用药之失，其祸若此，病之择医可不谨乎①！

痛过汗而亡阳，果难引日。［批］亡阳。

谦甫又云：齐大奇十一月间，因感寒邪，头项强、身体痛，自用灵砂丹四五粒，以酒饮下，遂大汗出，汗后身轻。至夜前病复来，以前药复汗，其病不愈，复以通圣散发汗，病添，身体沉重，足胻冷而恶寒。是日方命医，医者不究前治，又以五积散汗之。翌日身重如石，不能反侧，胻如水，冷及腰背，头汗如贯珠，出而不流，心脑躁热，烦乱不安，喜饮冷，西瓜、梨、柿、冰水之物常置左右。病至如此，命谦甫治之，诊得六脉如蛛丝，微微欲绝，以死决之。主家曰：得汗多矣，焉能为害？谦甫曰：夫寒邪中人者，阳气不足之所致也，而感有轻重，汗之者岂可失其宜哉？仲景曰：阴盛阳虚，汗之则愈。汗者助阳退阴之意也，且寒邪不能自出，必待阳气泄乃能出也。今以时月论之，大法夏月宜汗，然亦以太过为戒，况冬三月闭藏之时，无扰乎阳，无泄皮肤，使气极夺，为养藏之道也。逆之则少阴不藏，此冬气之应也。凡有触冒，宜微汗之，以平为期，邪退乃已，急当衣暖衣、居密室、服实表补卫气之剂。虽有寒邪，弗能为害。此从权之治也。今非时而大汗，乃谓之逆。故仲景有云：一逆尚引日，再逆促命期。今本伤而汗，汗而复伤，伤而复汗，汗出数回，使气极夺，卫气

① 有真定赵商……谨乎：语出罗天益《卫生宝鉴·下多亡阴》。

无守，阳泄于外，阴乘于内。经云：独阳不生，独阴不长。不死何待？虽卢扁①亦不能治也。是日，至夜将半，项强，身体不仁，手足搐急，爪甲青而死矣。《金匮要略》云：不当汗而妄汗之，令人夺其津液，枯槁而死。夫当汗者，汗之太过，亦绝其命，况不当汗而强汗之者乎②？

万泒③千枝，在表、在里、曰脏、曰腑、曰血、曰气，顺时调变，惟平而已。

医经云：人有四百四病。一百一病不治自愈，一百一病须治而愈，一百一病虽治难愈，一百一病真死不治④。其证治虽万泒千枝，不过在外曰表，在内曰里，曰脏病，曰腑病，曰血病，曰气病而已。故曰：一阴一阳之谓道⑤，偏阴偏阳之谓病。病之所由，不出乎三因，或因外邪所伤，以致表里、脏腑、血气之病；或因内气所夺，以致表里、气血之病；或因不内不外，以致表里、脏腑、血气之病。表里、脏腑、血气既病，不过以《内经》中二十余法，顺其时令，随其病而调治之，使表里、脏腑、血气升降出入，药其所得之夭而已。

知命存诚，方为高士，愈疾脱死，即是良方。

人能知天命而存其诚，则天下之高士也。士之用药，非谓先毒为是，后毒为非，无毒为是，有毒为非，必量病轻重大小制之也，但能破积愈疾，解急脱死，即是良方。

经言寒者热之，热者寒之，是谓正治。［批］正治。

---

① 卢扁：战国时名医扁鹊因为家住卢国，所以人称“卢扁”，后指名医。

② 齐大奇……之者乎：语出罗天益《卫生宝鉴·多汗亡阳》。

③ 万泒（gū 估）：此处喻指各种方法。泒，水名。

④ 人有四百……不治：语本孙思邈《备急千金要方·论诊候》。

⑤ 一阴一阳之谓道：语出《周易·系辞》。

用药以寒攻热，以热攻寒，是谓正也。王太仆：病之微小者，犹人火也，遇草而焫①，得木而燔，可以湿伏，可以水灭，故逆其性气以折之攻之②。即寒病用热药，热病用寒药之治也。

微者逆之，甚者从之，谓之反治。[批] 反治。

言病之微者，逆其病气而治之，即热药治冷病，冷药治热病也。甚者从之，以寒攻寒，以热攻热，从顺病气，乃反治之法也。太仆云：病之太甚者，犹龙火也，得湿而熠③，遇水如燔。不知其性，以水湿折之，适足以光焰滔④天，物穷方止矣。识其性者，反常之理，以火逐之，则燔灼自消，焰火扑灭，故攻以寒热者是也⑤。详见下文。

正治之方，切审用寒用热。

正治之法，人皆知之。须当审天时，察地理，灼知寒热，投剂庶不差也。

反治之道，当知从少从多。

反治者，从顺病气之法也。从少从多，观其病体而从顺之也。从少者，谓一同而二异。如香连丸，以黄连之苦寒从之以木香辛温；戊己丸，以连芍之寒从之以茱萸之热之类是也。从多者，谓二同而三异，如葱白散加大黄之类。言尽同者，是奇制也，如热病反以一二味温药治之，其详在后。

寒因热用，须知反治之详，

详寒因热用，谓如有热病者寒攻不入，恶其寒胜，热乃消除，若从

---

① 焫：《黄帝内经素问·至真要大论》作“焫（ruò 弱）”。
② 病之微小……攻之：语出《黄帝内经素问·至真要大论》王冰注。
③ 熠：《黄帝内经素问·至真要大论》作“焰”。
④ 滔：《黄帝内经素问·至真要大论》作“诣”。
⑤ 病之太甚……是也：语本《黄帝内经素问·至真要大论》王冰注。

其病气则热增，以寒攻之则不入。法以豉豆诸冷，药酒渍，或温而服之，酒热气同，固无违忤，酒热既尽，寒药已行，从其服食，热便随散，此寒因热用也。或以诸冷物热剂和之，服之食之，热服围解，如五香连翘汤之类，是亦寒因热用也。热因寒用者，谓如大寒内结，积聚疝瘕，以热攻除，寒为热格而反纵，反纵则痛发尤甚。以热攻之，则热不得前。古方以蜜煎乌头，佐之以热，蜜多其药，服已便消。如今用葱白散加大黄之属是也。又如火气发动，服冷已过，热为寒格，而身冷呕哕，嗌干口苦，恶热好寒，众议攸同，咸呼为热，以冷治之，则病愈甚，为之奈何？盖逆其好则拒治，顺其心则加病。若调寒热之逆，冷热必行，则热物冷服，下嗌之后，冷体既消，热性便发，由是病气随愈，呕哕皆除，情且不违，而致大益。醇酒冷服，则其类也。是乃热因寒用之义也。又曰塞因塞用，假如下气虚乏，中焦气壅，胠①胁满甚，食已转增。粗工之见，无能断也，欲散满则恐虚其下，补下则满甚于中，散气则下焦转虚，补虚则中焦滋甚。医病参议，言意皆同，不救其虚，且攻其满。药入则减，药过依然，故中满下虚，其病常在。乃不知疏启其中，峻补于下，少服则资壅，多服则宣通，由是而疗，中病自除，下虚斯实，如沉附、参附汤，养气丹之类，此则塞因塞用也。通因通用，假如大热内结，注泄不止，热宜寒疗，结复不除，以寒下之，结散利止，如以调胃承气汤之属，是则通因通用也。又如大寒凝内，久利溏泄，愈而复发，绵历岁年，以热下之，寒去利止，如以感应丸之属亦其类也。故投寒以热，凉而行之；投热以寒，温而行之。始同终异，斯之谓也。虽然有正治反治之道，必先辨病之所因，随其气候而药之，故可使破积，可使溃坚，可使气和，可使必已。

① 胠（qū 区）：腋下。

辛散酸收，已识正治之概。

治病之方，无过五味阴阳之用。岐伯曰：辛甘发散为阳，酸苦涌泄为阴，淡味渗泄为阳，六者或收、或散、或缓、或急、或躁、或润、或软、或坚，以所利而行之，调其气使其平也①。

盖闻所病有似是而非，所诊有如虚而实。曾伤酒即归于酒，曾伤食即归于食，感风寒必恶风寒，而厉声有力，鼻为不利；伤劳役必倦形体，而微声少气，口为欠和。气口盛而知饮食内伤，人迎盛而知风寒外中。鼻以候天，口以候地。

内外之伤不可辨。外伤者，伤于风、寒、暑、湿、燥、火，自外而之内也，乃有余之邪，当泻而不当补也。法虽宜泻，亦当审老壮强弱，权其轻重而解利之，恐其间亦有不足存焉耳。内伤者，伤于饮食、劳役、七情、房事，自内而之外也，乃不足之病，当补而不当泻也。法虽宜补，亦当审其老壮强弱，权其轻重而补之，恐其亦有有余之理存焉耳。且外伤风寒，必以辛甘之剂解乎外，以辛甘之剂利乎中。但外伤内伤，其初形证相似，故服药一差，其病变易，便隔生死。故赋此以见大意，宜详内外之辨。辨是外伤则祖仲景，内伤则祖东垣，庶不差矣。且鼻以候天，若外伤风寒，必鼻壅而不利；口以候地，若内伤饮食、劳役，必口不知味而欠和也。

且夫大寒甚而热之，不热是无火，而当补助其心；大热甚而寒之，不寒是无水，而当补助其肾。无火兮热来去而昼见夜伏，无水兮热动止而倏忽往来。呕逆生而食不得入，有火之病宜求；溏泄久而止发无常，无水之缘可责。故心盛则生热，肾盛则生寒，肾虚则寒动乎中，心虚则热

① 辛甘发散……其平也：语出《黄帝内经素问·至真要大论》。

收于内，有与盛而宜泻宜抑，无与虚而宜补宜助。

人受阴阳二气而生，一身莫非阴阳也。盖气阳而血阴，脉阳而体阴，头阳而足阴，心阳而肾阴，阴阳二气运用、升降、出入、盈缩，未尝少息。阳常有余，阴常不足，一参差而不齐，则百病生焉。故王太仆知其至理，注之于经，言有火无火、有水无水，言盛言虚①，即阴阳二气寄于心肾者耳。故有者泻之，无者补之，虚者补之，盛者泻之，居其中间，疏其壅塞，令上下无碍，气血通调，则寒热自利，阴阳调达矣。纪于水火，余气可知。

治热以寒，寒之而火食不入；攻寒以热，热之而宜躁以生。理宜疏通气脉，法可和顺阴阳，随寒暑温凉之时，用甘苦酸辛之剂。

窃尝王太仆所言，如有热病者，方士用寒药治之，服寒药而火食之物不能入；有寒病者以热药治之，服热药而昏躁即生。何也？盖气不疏通，壅而为病也。以寒药治热病，因气壅而药又不及行，故火食不得入也。以热药治寒病，因气壅而药又不及行，故发昏躁也。善调治者，当随寒热温凉，适五行更胜之时，药用酸咸甘辛苦相胜为法。如酸先入肝，多则伤筋，以辛胜酸；苦先入心，多则伤气，以咸胜苦；甘先入脾，多则伤肉，以酸胜甘；辛先入肺，多则伤皮毛，以苦胜辛；咸先入肾，多则伤血，以甘胜咸。以此五味，随其脏气，可补则补，可泻则泻，令气疏通，则无病不愈矣。

热应寒疗，投寒而新热随生；寒应热治，进热而沉寒愈滋。

谓热病治以寒药，寒病治以热药，而病不衰退，反因药寒热而随

---

① 有火无火……言虚：语本《黄帝内经素问·至真要大论》王冰注。

生。余尝治一男子，因七情而致大便闭结。医以大黄药通之，反致小便秘涩，余以三和散服之，大小便顿利，此亦一验也。旧寒热未退，新寒热又生者，其症亦有不同，有止而复发者，有药在而除、药去而发者，有全不息者。医者于此，欲废绳墨，则无更新之法；欲依标格，则无祛病之功。为之奈何？其法在下。

故治诸寒者，当益心阳；治诸热者，宜滋肾水。

此王太仆所谓求其属①也，即求寒热之主是也。粗工见浅，以热攻寒，以寒疗热，治热未已而冷疾已生，攻寒日深而热病更起，热起而中寒尚在，寒生而外热不除，欲攻寒则惧热不前，欲疗热则思寒又止，进退交战，危极已臻，岂知脏腑之源，有寒热温凉之主哉？故知肾主乎水，其气寒；心主乎火，其气热；肺主乎金，其气清凉；肝主乎木，其气温和；脾主乎土，其气兼并。虽有寒热温凉之异，然不越乎阴阳二气而已。王安道曰：夫阴与阳可以和而平，可以乖而否，善摄与否，吉凶于是乎之天，惟摄之不能以皆善也，故偏寒热之病，始莫逃于乖否之余矣。虽然，寒也热也，苟未至于甚，粗工为之不难。至于热积而寒沉，则虽良工，犹弗能为，况其下乎？奈之何俗尚颛蒙②，恪恃方药，愈投愈盛，迷而不反。岂知端本求源，中含至理，执其枢要，众妙俱呈，且以积热言之，始而凉和，次而寒取，寒取不愈，则因热从之，从之不愈，则技穷矣，由是苦寒频岁而不停。又以沉寒言之，始而温和，次而热取，热取不愈，则因寒而从之，从之不愈，则技穷矣，由是辛热比年而弗止。嗟夫！苦寒益深而积热弥炽，辛热太过而沉寒愈滋，非大圣慈仁，明垂枢要，孰从而全之。经曰：诸寒之而热者取之阴，热之而寒者取之阳，所谓求其属也。属也者，

---

① 求其属：语出《黄帝内经素问·至真要大论》王冰注。
② 颛（zhuān 专）蒙：愚昧无知。颛，愚昧。

其枢要之所存乎。斯者也，惟王太仆知之，故曰：益火源以消阴翳，壮水之主以制阳光。又曰：取心者不必齐以热，取肾者不必齐以寒，但益心之阳，寒亦通行，强肾之阴，热之犹可。吁！混乎千言万语之间，殆犹和璧之在璞也。夫寒之而热者，徒知以寒治热，而不知热之不衰者，由乎真水之不足也。热之而寒者，徒知以热治寒，而不知寒之不衰者，由乎真火之不足也。不知真水火不足，泛以寒热药治之，非惟脏腑习熟，□反见化于其病①，而有者弗去，无者复至矣。故取之阴，所以益肾水之不足，而使其制夫心火之有余。取之阳，所以益心水之不足，而使其胜夫肾水之有余也。所谓水火者，谓心肾也。求其属者，言水火之不足，而求之于心肾也。火之源者，阳气之根，即心是也。水之主者，阴气之根，即肾是也。非谓火为心而源在肝，水为肾而主在肺也。寒亦益心，热亦强肾，此太仆达至理于规矩准绳之外，而非迂生曲士之可以跂及②也③。

如黄连、苦参多服反热，附子、干姜久饮反寒，非补旺而致偏胜之愆，必习熟而招见化之害，作成岁后之忧，因乐目前之效。

夫物体有寒热，气性有阴阳。阴阳之于人也，肝气温和，心气暑热，肺气清凉，肾气寒冽，脾气兼并，应乎四时迭连而不失常者也。惟其调摄失宜，以致阴阳偏胜，虚实见焉④。故刘守真云：肝本温，虚则清；心本热，虚则寒；肺本清，虚则温；脾本湿，虚则燥；肾本寒，虚则热⑤。今春以清治肝而反温，夏以冷治心而反热，秋以温治

① □反见化于其病：《医经溯洄集·积热沉寒论》作“药反见化于其病”。
② 跂及：犹企及。赶上，及得上。
③ 夫阴与阳……跂及也：语出王履《医经溯洄集·积热沉寒论》。
④ 夫物体……虚实见焉：语本《黄帝内经素问·至真要大论》王冰注。
⑤ 肝本温……虚则热：语本刘完素《三消论》。

肺而反清，冬以热治肾而反寒者，何哉？太仆以为补益旺气太甚故，补旺太甚则脏之寒热气自多。盖补脏之味，必以酸入肝为温，以苦入心为热，以辛入肺为清，以咸入肾为寒，以甘入脾为至阴，而四气兼之，皆为增其味而益其气，故各从本脏之气用耳。故久服黄连、苦参而反热者，此其类也，余味皆然。但人意疏忽，不能精候耳。故经曰：久而增气，物化之常也①。气增不已，益岁弥年，则脏气偏胜；气有偏胜，则脏有偏绝；脏有偏绝，则人有暴夭。故曰：气增之久，夭之由也②。是以用药务宜商较，使服饵不致偏胜，而招见化之害可也。故曰：药不具五味、不备四气，而久服之，虽且获胜，久必暴夭，此之谓也③。余尝见一妇人，质肥厚，于冬十二月，因产前饮食失节，及产一男，且喜十月满足，停食不消。止宜健脾消食，扶虚去瘀为当。医家急于求效，径以姜附汤加丁香投之。暂时得快，后作呕逆膈痛便瘀，饮食不入，诸热证生焉。彼迷不反，而不知补旺见化之过也。余告之曰：产后重虚，饮食先已伤脾，岂不困倦？且喜六脉沉缓，何忧之有？但待日数到，则病自已，安用附子？盖附子非养阴之药，又无滋血之味为辅，偏害之祸将不逾年矣。不听，竟服附子百余。逾年，骨立不食而死。吁此人事使然欤？抑亦天数欤？

① 久而增气……之常也：语出《黄帝内经素问·至真要大论》。
② 气增之久……由也：语出《黄帝内经素问·至真要大论》。
③ 药不具……此之谓也：语出《黄帝内经素问·至真要大论》。

中　篇

尝谓无失气宜，动小而功大，得其机要，用浅而效深。

凡治病，先要识其机要。若得其病情，当随天气寒暑温凉而药之，则用力浅而功效大矣。苟不得其病情，又不随时用药，虽有治病之心，而无必效之道也。

痈疽疡疹丹瘤核，瞀郁瘛瘖[①]，转筋喘呕，小便浑，笑惊谵妄。鼻流清涕谓之鼽，鼻出鲜血谓之衄。冒昧燥扰癫狂□，谓之大热。□癫懊侬[②]，谓之火热。

痈疽者因阴阳相滞而生，乃积毒在脏腑也。疡有头，肿疮也。疹浮小，有头粒者是。丹瘤皆恶热毒，血蕴蓄于命门，遇相火合起则发也。核郁结坚硬如肿毒，不红，不痛，不作脓，多是□注不散，气散则自消也。瞀者，昏也，邪热伤神则瞀也。郁者，怫郁也，结滞壅塞，气不通也。瘛者，抽掣也，惕□动瘛，火之体也。瘖者，卒哑也。金肺主声，其或火旺水衰，热乘金肺，而神浊气郁，则暴瘖而无声也。转筋者，谓转动而反戾也。阳动阴静，热证明矣，但因汤渍，或暖而愈，俗反疑寒，殊不知诸转筋以汤渍之，而使腠理开泄，阳散则愈也。喘者，张口抬肩，摇身滚肚，热则息数，气粗而为喘也。呕者，物之旋出也，胃隔热，火气炎上之象也。小便浑者，热气使然，水体清而火体浊也。笑者心火之志也，喜极而笑，

---

① 瘖（yīn 音）：同“喑”，哑，不能说话。

② 侬（náo 挠）：烦乱。

犹燔烁火喜而鸣笑之象也。故病笑者，火之甚也。言为心声，火鸣之象也。俗云睡语，热之微也。妄者，虚妄见闻而自为问答，则神志失常，如见鬼神也。此心火热甚，肾水衰而志不精一也。鼽者，腠理闭密，热气怫郁而然。衄者，阳热怫郁于足阳明胃经而上热，故血妄行于鼻也。冒昧者，气热而神浊，躁扰者，扰乱而不宁，皆火之体也。即躁动反复，癫狂懊侬，烦心不得眠也。癫狂者，非重阳重阴之谓也。经注云：多喜为瘨，多怒为狂①。盖喜为心志，故心热甚则多喜而为癫；怒为肝志，火实制金，不能平木，故肝实则多怒而为狂也。然狂者，五志间发，但多怒尔。故河间论已上病机，皆由乎火热也。

耳鸣、聋者是水虚火实。［批］耳。

刘守真曰：耳鸣有声，非妄闻也。耳为肾窍，交会手太阳、少阳，足厥阴、少阴、少阳之经。若水虚火实而热气上甚，客于经络，冲于耳中，则鼓其听户②，随其脉气微甚，而作诸音声也。经曰：阳气上甚而跃，故耳鸣是也。俗医妄以热药补肾虚，而不知肾本寒，虚则热也。然有用大苦寒之剂以攻热者，亦非至当也。盖虽热证，未必不因肾虚而得，故必以清上实下之凉剂治之，使其真阴实而邪热散，庶为得之，不可执一也。

聋之为病，亦由水衰火实，热郁于上，使听户玄府③而塞，神气不得通泄，故耳聋无所闻也。俗医率以剽悍燥烈之药制之，则往往谓肾虚冷故也。岂知心火本热，虚则寒矣；肾水本寒，虚则热矣，焉能反为寒病耶？或问聋既为热，然或服干蝎、生姜、附子、醇酒及诸辛

① 多喜为……多怒为狂：语本《黄帝内经素问·腹中论》王冰注。
② 听户：谓耳窍。
③ 玄府：谓皮肤表面的汗毛孔。

热之物而愈者何也？答曰：欲以开发玄府而令其郁滞通泄也。故《养生方》言：药若中效则如闻百攒笙声①，由阳气开冲耳中也。又问：仲景论伤寒发汗过多以致耳聋者，由阳虚也。又曰：厥阴病耳聋囊缩者，以承气汤下之。夫一曰火实，一曰阳虚，二者将安取衷哉？答曰：仲景所论，止曰气虚，曰水虚，未尝说寒也，况伤寒、杂病又不可同日而论。伤寒自外而内有汗下不同；杂病有自内而得者，有自外而得者，虚实不同，虚与热并行而不悖也。凡治耳聋适其所宜耳。若热证已退而聋不已者，当以辛热发之，二三服不愈当即止不服，恐热极而成化病也。若聋有热证相兼者，宜以退风散热之凉药调之，热退结散而愈。若聋甚闭绝，亦为难治，慎勿攻之。攻以之太过反伤正气，故有病则药，病已则止。经曰：大毒治病，十去其六；小毒治病，十去其七；常毒治病，十去其八；无毒治病，十去其九；谷肉果菜食养尽之，勿令过度以伤其正。不尽，行复如法。故曰：必先岁气，无伐天和，无实实，无虚虚，而遗夭殃；无致邪，无失正，绝人长命。此之谓也②。

目昧肿者，乃热郁气闭。[批] 目。

刘守真曰：目昧，谓不明也；肿，谓目赤肿痛。翳膜眦疡，皆为热也。又有目膜，俗谓之眼熏，亦热也。其平白目无所见者，热气郁之甚也。或言肝主目，肾主瞳子，目昧为肝肾虚冷者，误也。夫肾水冬阴也，虚则当热；肝木春阳也，虚则当凉。肾阴肝阳，岂能同虚而为寒乎？大抵目之为病，是血脉为邪热所壅，不利于窍，故肿而不明也。守真引经以明之，可谓深切而着明矣。经曰：出入废，则神机化灭；升降息，则气立孤危。故非出入，则无以生长化

① 百攒笙声：《养生方》作“百攒乐音”。

② 耳鸣有声……谓也：语本刘完素《素问玄机原病式·火类》。

收藏。是以升降出入，无器不有。人之眼耳鼻舌，身意神识，能为用者，皆由升降出入之通利也，一有闭塞则不能为用矣。若目无所见、耳无所闻、鼻不闻臭、舌不知味、筋痿、骨痹、齿腐、毛发坠落、皮肤不仁、肠不能渗泄者，悉由邪热怫郁，玄府闭密，而致气液血脉荣卫精神不能升降出入，故各随郁结微甚而有病之轻重也。虽然目昧肿痛，固多热证，然不可尽用苦寒之剂以攻之，亦当究其所因，视其五轮五色，病在何脏何腑。或散风热，或活血气，或清心肺，或和脾胃，或泻肝木，或滋肾水，诊其人老壮、虚实、新久而消息之，使其荣卫和，升降利，邪热散而目自明矣①。有人以烧酒入盐饮之而目肿消者，反谓烧酒热能治目痛，殊不知烧酒性走，引盐而通行荣卫，使郁结开而邪热散，而目得明矣。此亦劫敌反治之一端也，学者知之。

病有兼化之形，治必当求其本。

本者，病起之原也。化者，兼化制之象也。盖亢则害，承乃制。如阳病似阴，阴病似阳也。故病湿过极则为痓②，反兼风化制之也。风病过极则燥，筋脉劲急，反兼金化制之也。燥病过极则烦渴，反兼火化制之也。热病过极则出五液，或为战栗恶寒，反兼水化制之也。其治之，但当泻其本病过甚之气，不可误治其兼化也。

吐利腥秽肠胃寒，

腥者，金之臭也。热则吐利酸臭，寒则吐利腥秽。亦犹饭浆热则易酸，寒则水腥也。

屈伸不便经络冷。

阴水主于清净，故病寒则四肢逆冷，而禁止坚固，舒卷不便利

① 目昧谓不明……明矣：语本刘完素《素问玄机原病式·火类》。
② 痓：《金匮要略方论·痓湿暍病脉证》作“痉”。

也。故冬脉沉短以敦，病寒之象也。

无乐小成，当思大体。

凡为医者得一家之妙，偶治数疾，便谓术业已精，则不能进于高明。必当识证治之大端，庶得曲全也。

先知五胜五诸，次察九藏九候。［批］五胜、五诸、九藏、九候。

五胜者，风胜则动，热胜则肿，燥胜则干，寒胜则浮，湿胜则濡泻是也。五诸者，诸痛痒疮疡皆属于心火，诸风眩掉皆属于肝木，诸湿肿满皆属于脾土，诸气膹郁属于肺金，诸寒收引皆属于肾水是也。九藏者，神藏五，形藏四，合为九藏。五藏者，肝藏魂，心藏神，脾藏意，肺藏魄，肾藏志，以其皆神气居之，故云神藏也。四藏者，一头角，二耳目，三口齿，四胸中，皆形器外张，虚而不屈，合藏于物，故云形藏也。九候者，上部天，两额之动脉在额两傍，动应于手，乃足少阳脉气所行也。上部地，两颊之动脉在鼻孔下两傍，近于巨髎之分，动应于手，足阳明脉气所行也。上部人，耳前动脉在耳前陷者中，动应于手，手少阳脉气所行也。中部天，手太阴肺脉也，在掌后寸口中，是谓经渠，动应于手。中部地，手阳明大肠也，脉在手大指次指歧骨间，合谷之分，动应于手也。中部人，手少阴心脉也，在掌后锐骨之端，神门之分，动应于手也。下部天，足厥阴肝脉也，在毛际外羊矢①下半陷中，五里之分，卧而取之，动应于手也。女子取太冲，在足大指本节后二寸陷中是也。下部地，足少阴肾脉也，在足内踝后跟骨上陷中，太溪之分，动应于手。下部人，足太阴脾胃脉也，在鱼腹上越筋间直五里下，箕门之分，宽巩足单衣，沉取乃得之

---

① 羊矢：股内侧近阴处。

而动应手也。候有气者，当取足跗之上，冲阳之分穴之中，脉动乃应手也。要之上部天候头角之气，上部地候口齿之气，上部人候耳目之气，中部天以候肺，中部地以候胸中之气，中部人以候心，下部天以候肝，下部地以候肾，下部人以候心。此人身上中下三部，各有天地人，三而成天，三而成地，三而成人，三而成之，合为九候。至若寸关尺，亦有所谓浮诊三动，天之象也；沉诊三动，地之象也；中诊三动，人之象也。详见《脉诀》。

二因四因兮讲之宜详，

陈无择立三方，有内因，有外因，有不内外因。《生气通天论》曰：因于寒，欲如运枢，起居如惊，神气乃浮。此言冬日在骨，蛰虫周密，君子居室，当深居周密，如枢纽之内动，不当烦扰筋骨，使阳气发泄于皮肤，而伤于寒毒也，若伤之则春必温矣。因于暑，汗，烦则喘喝，静则多言。此言冬不能静慎，伤于寒毒，至夏而变暑病者。烦谓烦躁，静谓安静，喝谓大呵出其声也。若不烦躁，内热外凉，瘀热在中，故多言而不次也。体若燔炭，汗出而散。此重明可汗之理也，汗出则热气施散矣，详在《热论》① 中。因于湿，首如裹，湿热不攘，大筋软短，小筋弛长，软短为拘，弛长为痿。此言兼湿内攻，故大筋受热，则缩而短；小筋得湿，则引而长。缩短则拘挛而不伸，引长故痿弱而无力也。因于气，为肿，四维相代，阳气乃竭。此言人素常风疾，又见湿热，加之气湿热，故为肢节肿也。夫邪气渐盛，正气渐微，筋骨血肉，互相负代，故云四维相代也，致邪代正气不宣通，卫气无所从，便至衰竭，故云阳气乃竭也。

七损八益兮审之莫后。

① 热论：谓《黄帝内经素问·热论》。

《上古天真论》曰：女子七岁，肾气盛，齿更发长。二七而天癸至，任脉通，太冲脉盛，月事以时下，故有子。三七，肾气平均，故真牙生而长极。四七，筋骨坚，发长极，身体盛壮。五七，阳明脉衰，面始焦，发始堕。六七，三阳脉衰于上，面皆焦，发始白。七七，任脉虚，太冲脉衰少，天癸竭，地道不通，故形坏而无子也。损其所当损，故云七损也。丈夫八岁，肾气实，发长齿更。二八，肾气盛，天癸至，精气溢泻，阴阳和，故能有子。三八，肾气平均，筋骨劲强，故真牙生而长极。四八，筋骨隆盛，肌肉满壮。五八，肾气衰，发堕齿槁。六八，阳气衰竭于上，面焦，发鬓班白。七八，肝气衰，筋不能动，天癸竭，精少，肾脏衰，形体皆极。八八，则齿发去。盖肾主水，受五脏六腑之精而藏之，故五脏盛乃能泻。益其所当益，医者不可不知也。

三阳结兮成膈噎之疴，

《阴阳别论》① 云：三阳结谓之膈②。谓小肠、大肠、膀胱热结也。小肠热结，则血脉燥。大肠热结，则大便难。膀胱热结，则津液涸。三阳既结，则前后闭涩。下既不通，必反上行，所以饮食不下。今之医者以为胃寒，非汤中煮桂，则火里煨姜，甚至乌附丹剂，以火济火，良可悲矣！

三阴结兮为水肿之病。

三阴结谓之水③者，谓肺脾之脉俱寒结也。脾肺寒结，则气化为水。又云肺移寒于肾，则为水病，然河间又有阳水之说，学者宜通

① 阴阳别论：原作“阴阳离合论”，考后句出自《黄帝内经素问·阴阳别论》，据改。

② 膈：顾从德本作“隔”。

③ 三阴结谓之水：语出《黄帝内经素问·阴阳别论》。

考焉。

溺黄目黄阴阳可推。［批］黄。

黄疸皆因湿热郁蒸而成，清热利小便，治法之良也。故云治黄治湿，不利小便，非其治也。然亦有阴虚而发黄者，不可不究，宜考《疸门》。

面肿足肿者，水风可辨。［批］肿。

《平人气象论》云：面肿曰风。谓面肿，则胃①中风之证也。足胫肿曰水②。下焦肾有水，则足胫肿。

证视五虚五实，

《玉机真脏论》曰：五实者，脉盛，皮热，腹胀，前后不通，闷瞀是也。泻之而大小便通利，及得汗者生。五虚者，脉细，皮寒，气少，泄利前后，饮食不入是也③。浆粥入胃，泄泻止则生。

脉验三阴三阳。

《六节藏象论》云：天有六六之节以成一岁。一岁之中有六气焉。故曰天度者，所以制日月之行也。气数者，所以记化生之用也。气应无差，则生成之理不替。是以人身三阴三阳之脉，随六气而应旺，各旺六十日。故《平人气象论》云：每冬至之后，复得甲子。少阳旺，少阳脉至，则乍大乍小，乍短乍长。复得甲子，阳明旺，阳明脉至，则浮大而短。复得甲子，太阳旺，太阳脉至，则洪大而长。复得甲子，太阴旺，太阴脉至，则紧大而长。复得甲子，少阴旺，少阴脉至，则紧细而微。复得甲子，厥阴旺，厥阴脉至，则沉短而敦。此六脉之旺，各六十日，六六三百六十日而成一岁。此三阴三阳生旺时日

① 胃：据文义，“胃”似作“谓”，义胜。
② 足胫肿曰水：语见《黄帝内经素问·平人气象论》。
③ 五虚者……不入是也：语出《黄帝内经素问·玉机真脏论》。

之大要也。

登高而歌者，阳实四肢。

《内经·阳明脉解》曰：登高而歌，或不食数日，逾垣上屋，所上之处，皆非其素所能也。病反能之，何也？曰：四肢者，诸阳之本也，阳盛则四肢实，实则能登高也。

弃衣而走者，热盛一体。

热盛于身，故弃衣而欲走也。有妄言骂詈，不避亲疏而歌，不食而走，皆阳盛使然，是足阳明胃脉、足太阴脾脉二经阳盛也。

呕血衄血者，乃乾坤之亏损。［批］血。

肺属金为乾，上应乎鼻。胃属土为坤，上应乎口。口鼻者，气之门户也。若肺脏有损，胃气不清，不为上衄，则下流于胃中而呕出。然伤肺伤脾，衄血泄血，标出既异，本归亦殊。故此类者，不相同也。

赤浊白浊者，缘坎离之未济。［批］浊。

心属火，象乎离。肾属水，象乎坎。故赤浊者心虚有热，白浊者肾虚有寒，但可平调，不可峻治。

舌之于味兮，苦热，咸寒，虚则淡，甘疸，食酸。

《直指》云：口者一身吐纳之都门，百物荣养之要道。故热则口苦，寒则口咸，虚则口淡，疸则口甘，宿食则口酸，烦燥则口涩，偏应于口也。

见之于色兮，黄赤皆热，白为寒，青黑者痛。

凡病色见于面者，黄赤为热；白为寒，为脱血，为积；青黑者痛。《内经》云：肝青、肺白、心赤、肾黑、脾黄。若青如翠羽，赤如鸡冠，黄如蟹腹，白如豕膏，黑如乌羽，此五色之见，生也。青如初生草兹，黄如枳实，黑如炲煤，赤如衃败血，白如枯骨，此五色之见，死也①。

经行气而络主血，其色常变不同。

《经络论》曰：经行气，故色见常应乎时；络主血，故受邪则变而不一。然经之常色，如心赤、肺白、肝青、肾黑、脾黄。阴络之色应其经，阳络之色变无常，随四时而行也。寒则凝涩，涩则青黑，热则淖泽，泽则黄赤，此皆常色，谓之无病。五色具见，谓之寒热②。

脏主藏而腑主纳，其治原来却异。

脏主藏精，腑主纳物，脏实而不满，腑满而不实。是以阳受之则入于六腑，阴受之则入于五脏。故腑病易治，脏病难治。所谓藏者，谓肝藏魂、心藏神、脾藏意、肺藏魄、肾藏精与智，故实而不满也。腑纳水谷汤液，故满而不实也。

盖闻形假地生，命惟天赋，形志有苦乐之殊，治疗有熨药之异。

《血气形志篇》③云：形乐志苦，病生于脉，治之以灸针。形乐志乐，病生于肉，治之以针石。形苦志乐，病生于筋，治之以熨引。形苦志苦，病生于咽嗌，治之以百药。形数惊恐，经络不通，病生于不仁，治之以按摩醪药④。

体热如炙者，久则肉消。［批］肉消。

《逆调论》曰：人有四肢热，逢风寒如炙于火者，乃是阴气虚阳

① 肝青……死也：语本《黄帝内经素问·五脏生成》。
② 经行气……谓之寒热：语本《黄帝内经素问·经络论》。
③ 血气形志篇：原作“气血形志篇”，据《黄帝内经素问》改。
④ 形乐志苦……醪药：语出《黄帝内经素问·血气形志》。

气盛，久之当肉消削也①。

身寒如水者，病名骨痹。

《逆调论》曰：有人身寒，阳火不能热，厚衣不能温，然不冻栗。是人者，肾气素胜，以水为事，太阳气衰，肾脂枯不长，髓不生满，久则筋干缩，故肢节拘挛也。

胆移热于脑额，病名鼻渊。[批] 鼻渊。

《内经》云：鼻中出浊涕，名曰鼻渊，为胆热移于脑也②。

膀胱移热小肠，疾称口糜。[批] 口糜。

膀胱移热于小肠，故下令肠隔不通，上则口疮糜烂也。

身热懈惰，汗出如浴，恶风少气者，名曰酒风，以术泻而调治。[批] 酒风。

《病能论》王冰注云：极饮者阳盛而腠理疏，玄府开发。夫阳盛则痿弱，故身体懈惰也。腠理疏则风内攻，玄府开发则气外泄，故汗出如浴也。汗多内虚，故恶风也③。治以术、泻、麋衔五分，合以三指撮，食后服。术味苦温平，治大风止汗。泽泻味甘寒平，主治风湿益气。麋衔味苦寒平，治风湿筋痿。

胃虚肠鸣，恶闻食气，睡卧不安者，中府不和，等参术而疗理。[批] 恶食。

《脉解篇》云：恶闻食臭者，胃无气④。肠鸣者，胃虚寒。所以睡卧不宁，中府不和，须参术为君，茯苓、陈皮为臣，厚朴、砂仁、丁香、木香为佐。《逆调论》云：胃不和则卧不安。

---

① 人有四肢热……削也：语本《黄帝内经素问·逆调论》。
② 鼻中……移于脑也：语本《黄帝内经素问·气厥论》。
③ 极饮者……故恶风也：语本《黄帝内经素问·病能论》王冰注。
④ 恶闻食臭入……无气：语出《黄帝内经素问·脉解篇》。

筋挛骨痛兮寒多谋。［批］挛痛。

《皮部论》曰：邪留于筋骨之间，寒多则筋挛骨痛①。《针经》曰：寒则筋急。又曰：寒胜则痛。

筋弛肉烁兮热胜势。［批］弛烁。

弛，缓也。热则筋缓。热胜为消，故肉消则胭②破，毛直而败也。胭②者，肉之标也。寒则筋挛骨痛，热则筋缓肉烁③。

病怒狂者生于阳，饮以铁落，故夺其食而即已。［批］病狂。

《病能论》曰：病怒狂者生于阳。言阳气被折，郁而不散，此阳逆躁极所生，由其人多怒，曾因暴折而心不疏畅故耳。病名阳厥，治法食以铁落而夺其食便愈。盖铁落味辛微温平，主下气，俗呼为铁浆者是也。食少则气衰，故夺其食，病即自止。亦有用大黄下之者，亦是夺食之一端也。

固知血为身之本，气乃体之充。荣虚则不仁，卫虚则不用，荣卫俱虚，则不仁而又不用。

血为荣，气为卫，荣行脉中，卫行脉外，人之有此性命者，以其荣卫充实而无病也。若血虚则不仁，而不知痛痒、寒热；气虚则四肢百骸不为运用。既不仁，又不用，是气血俱虚也。

明四海兮识强弱，

《海论》云：四海者，是脑为髓海，胃为水谷之海，膻中为气海，肝为血海。得强则无病，失强则生病④。

---

① 邪留于……筋挛骨痛：语出《黄帝内经素问·皮部论》。
② 胭：似当作“䐃”，指筋肉结聚的地方，俗称肉标。
③ 热则筋缓……肉烁：语本《黄帝内经素问·皮部论》。
④ 四海者……则生病：语本《灵枢经·海论》。

辨五官兮知逆从。

《五阅论》曰：鼻者肺之官，目者肝之官，口唇者脾之官，舌者心之官，耳者肾之官①。考其逆从，以知其病。

寒气入经，五脏卒痛，脉涩不行，不行则痛，痛则不通，通则不痛。[批] 寒气痛。

《举痛论》曰：五脏卒痛，何气使然？岐伯曰：经脉流行不止，环周不休，寒气入经而稽迟，涩而不行，客于脉外则血少，客于脉中则气不通，故卒然而痛②。得温热之药，饮则卫气复行，寒气退避，痛则快然而止也。

知痹病者，合风寒湿气。[批] 痹。

《痹论》曰：风寒湿三气杂至，合而成痹。风胜为行痹，寒风胜为痛痹，湿气胜为着痹③。行谓行走，着谓重着而不去也。

言风疾者，无春夏秋冬。[批] 风。

风为天地之大气，上下八方无所不至，无分于春夏秋冬，皆能病人，故治法当随时而药之也。

遗尿者寒虚，癃闭者热壅。

遗尿者，肾与膀胱虚寒所致。癃闭者，热气壅郁所生。

诸痿生于肺热叶焦，病因内脏不足，治在阳明，兼补泻以制方，按君臣而处用。

《痿论》曰：肺主皮毛，心主血脉，肝主筋膜，脾主肌肉，肾主骨髓。肺热叶焦，发为痿病，故挛躄，足不得伸以行④。此因肺热传

---

① 鼻者……肾之官：语出《灵枢·五阅五使》。

② 五脏卒痛……而痛：语出《黄帝内经素问·举痛论》。

③ 风寒湿三气……着痹：语本《黄帝内经素问·痹论》。

④ 肺主皮毛……以行：语本《黄帝内经素问·痿论》。

于五脏，其脉多浮而大也。陈无择云：痿因内脏不足，治在阳明①。阳明者，五脏六腑之海，主润宗筋，宗筋能束骨而利机关。故治痿之法，补虚清热，不易之论也。盖肺热则不能荣养一身，脾虚则四肢不能为用，故泻南方火，补北方水。李东垣取黄柏为君，生地黄、人参、黄芪、当归、白术、泽泻诸补药为辅，而无一定之方者何？证有兼痰积者，有湿多者，有热多者，有湿热相半者，有挟寒者，临病制方，各适其宜可也。

观夫四象不明，四失不理，妄治偶痊，短人夸己。

四象者，望而知之谓之神，望其五色以知其病也；闻而知之谓之圣，闻其五音以识其病也；问而知之谓之工，问其所欲五味以知其病也；切而知之谓之巧，切脉三部九候以识其病也。四失者，诊不知阴阳之理，一失也；受师不卒，妄行离术，谬言其道，巧名自功，妄用砭石，后遗身咎，二失也；不识贫富贵贱之居，坐之薄厚，形之寒温，不适饮食之宜，不别人之勇怯，不知比类，足以自乱，不足以自明，三失也；治诊不问其始，忧患饮食之失节，起居之过度，或伤于毒，不先言此，卒持寸口，何病能中，妄言作名，为粗所穷，四失也。为医不明四象，不知四失，妄意施治，而偶然获痊，遂谓医术盖备于我者，岂能明斯术哉！

谁云临渊羡鱼，即此弃术于市，若言退而结网，是读圣贤之书。

医因偶治得愈，遂张肆于街衢以炫术，与《内经》所言“弃术于市”何异？贾洛阳②云：临渊羡鱼，不如退而结网，读书乃结网之

---

① 痿因……治在阳明：语本陈无择《三因极一病证方论·附骨疽证治》。

② 贾洛阳：贾谊，洛阳人，西汉初年著名的政论家、文学家。

谓也。

时令为客，人身为主，主胜客而食不及新，客胜主而尸埋如旧。

一气周旋，苍天运四时而不息；五行顺序，人身应四气以无违。故知春气温而应肝木，夏气热而应心火，秋凉则肺金所司，冬寒则肾水为主。是气也，天人所同，天不违时，人气亦应。故圣人立教，春食凉、夏食寒以养阳，秋食温、冬食热以养阴。此四时者，乃天地阴阳升降浮沉之道，不可不知也。苟不知之，泛以方药治病，是犹驾舟而舍舵桨，卒遇风波，其不颠覆者几希矣。盖尝论之人之生也，负阳而抱阴，食味而被色，性灵于物，形肖天地，参而为三者，以其得气之正也。故天地之气升，人之气亦升；天地之气降，人之气亦降。浮亦浮，沉亦沉，人与天地同一橐籥①也。若天令热而人气反寒，天令寒而人气反热，天令不能胜其人气，是谓主胜客也。昔有王侍郎立甫之婿，年二十五，十一月间，因劳役、忧思、烦恼、饮食失节而病，时发躁热，困倦盗汗，湿透其衾，不思饮食，气不能息，面色青黄不泽，迎罗谦甫治之，具白前证，诊其脉浮数而短涩，两寸极小。告之曰：此危证也，治虽粗从，至春必死。正月果躁热而卒。异日立甫来问故，谦甫曰：此非难知也。《内经》曰：主胜逆，客胜从，天之道也。盖时令为客，人身为主，冬三月人皆惧寒，独渠躁热盗汗，是令不固其阳，时不胜其热。天地时令尚不能制，药何能为？夫冬乃闭藏之月，阳气当伏于九泉之下，至春发为雷，动为风。如冬藏不固，则春生不茂。人于其时，阴气亦当伏潜于内。今汗出于闭藏之月，肾水已涸，至春何以生木？阳气内绝，

① 橐籥（tuóyuè 驼月）：古代冶炼时用以鼓风吹火的装置，犹今之风箱。喻指造化、本源。

无所滋荣，不死何待？乃叹息而去①。此所谓食不及新也，语见《春秋传》。客胜主则必生，刘玄石尸埋千日而复生②，所谓尸埋如旧也。

诊尸厥兮，形若死而脉动如常。［批］厥。

《缪刺论》曰：五络俱竭，令人身脉皆动而无知也，其状若尸，故曰尸厥③。言卒冒闷如死尸也，越人灸维会始痊。

验息积兮，气久逆而饮食如故。［批］息积。

《奇病论》云：腹中无形，胁下逆气，频岁不愈，息且形之，气逆息难，名曰息积④。气不在胃，故不妨饮食。若灸之则火热内烁，气化为风，刺之则必泻其经，转成虚败，惟当导引使气流行，兼以药攻，内消瘀畜则可耳。

问寒厥兮，秋冬多欲而生。问热厥兮，饮酒行房所致。寒厥以凉剂清心，热厥以温剂补肺。

厥者逆也，言阴阳之气逆而上行也。阳气衰于下，则为寒厥，而手足寒。阴气衰于上，则为热厥，而手足热。盖阳经起于足指之表，阴经起于足心之下。阳气胜，故足热。阴气胜，故足下寒。昔有一男子病寒厥，其妻病热厥，二人脉皆浮大而无力。男子手足寒，时时浸以热汤而不能止。妇人手足热，终日浸以冷水而不能已。此寒热之厥，皆得之贪饮食、纵嗜欲，出《内经·厥论》

① 昔有王侍郎……而去：语本罗天益《卫生宝鉴·冬藏不固》。

② 刘玄石……复生：典出《搜神记·卷十九》："狄希，中山人也，能造千日酒饮之，千日醉。时有州人，姓刘，名玄石，好饮酒，往求之……至家，醉死。家人不之疑，哭而葬之。经三年，冢上汗气彻天。遂命发冢，方见开目，张口，引声而言曰：'快者醉我也！'"

③ 五络俱竭……曰尸厥：语本《黄帝内经素问·缪刺论》。

④ 腹中无形……曰息积：语本《黄帝内经素问·奇病论》王冰注。

中。子和论热厥者，寒在上也；寒厥者，热在上也。寒在上者，以温剂补肺金；热在上者以凉剂清心火。分处二药，令服不辍。不旬日，其人诣门谢曰：寒热二厥皆愈矣。其妻不数月而有娠，何哉？阴阳和故也①。

尝谓土为万物之母，水为万物之元。脾土不可损伤，肾水大宜节养。腰痛本肾之亏，腹胀乃脾之恙。

土者，含生之义。将生者出，将死者归，故为万物之母。天一生水，故为万物之元。脾属土，乃五脏之主，一失调养，则五脏俱由之而病矣。肾属水，为生气之元，男子藏精，女子系胞。若男女居室，人之大经，理不可绝，但当节之而已。苟不能节，则肾病焉。夫腰以候肾，肾气强实，则运动健；肾气虚衰，则转摇难，故腰痛为肾亏也。脾为消化之器，脾气郁滞则生胀满。故腹胀为脾病，经言土郁则达之，正谓此也。

尿血有血淋之分。[批] 淋。

陈无择云：尿血因心肾气结，或忧劳、房室过度而得之，亦有虚寒者，不可专以为血热而淖溢也。夫尿与淋不同，血淋行则痛，尿血行则不痛。《微义》云：尿血因房劳者，实由精气滑脱，阴虚火动，荣血妄行耳，然亦有寒热气积等因不同，当细求之②。

疟疾有脾寒之辨。[批] 疟。

疟疾、脾寒，虽曰一疾二名，实相似而不同。世人以脾寒为疟疾，误矣。疟者，言如凌疟之状也。许学士云：暑伏于中，得秋气乃

① 厥者逆也……故也：语本张从正《儒门事亲·指风痹痿厥近世差玄说》。

② 陈无择云……当细求之：语本徐彦纯《玉机微义·血证门·论血证分三因》。

发，故先热后寒，热多寒少，头昏痛，虚则发，战汗出一时乃止。盖心恶暑，心不受邪，而包络受之。包络众涎所聚，暑伏于涎而为病，非若脾寒草果、厚朴所能祛。温疟，柴胡、黄芩所能除也，必砒砂脑麝之属乃能入耳。至若脾寒亦非脾寒冷也①。考诸《微义》，言本暑盛阳极，人伏阴在内，有因脾困体倦，或纳凉于水阁，或澡浴于阴泉，致使微寒客于肌肉之间，经所谓遇夏气凄怆之小寒是也；有因劳役饥饱，内伤寒冷物食而即病作。故指肌肉属脾，发则多寒战栗，故谓脾寒耳。古方治法，多兼理内伤取效。脾胃和而精气疏通，阴阳和而诸邪悉散，此实非脾病也。但病气随经升降，其发早暮日次不等。《内经》具例已详，季世治以发表解肌、温经散寒等法，亦未尝执于燥脾劫剂也②。

有怀娠者，九月瘖而十月复，生日即痊。［批］娠瘖。

《奇病论》云：少阴肾脉也，气不营养，则舌不能言③。故有怀娠忽至九个月，瘖不能言者，此病不须治，治亦不愈，但待十月满足儿生后，自当复常也。

有厥病者，五有余而二不足，死期可必。［批］厥病。

厥病，手太阴脉当洪大而数，今反微细如发者，是病与脉相反也。病因气逆，证不相应，故名曰厥。非前寒厥、热厥之厥也。五有余者，一身热如炭，二颈膺如格，三人迎燥盛，四喘息，五气逆也。二不足者，一病癃，一日数十溲，二太阴脉微细如发。如是者谓在表，则内有二不足，谓在里，则外有五有余，表里既不可凭，补泻固

---

① 暑伏于中……寒冷也：语本许叔微《伤寒发微论·论温疟证》。

② 言本暑盛……劫剂也：语出徐彦纯《玉机微义·疟门·疟非脾寒及鬼食辨》。

③ 少阴肾脉……不能言：语本《黄帝内经素问·奇病论》。

难为法，故曰此身不表不里，死之兆也。

经言：入国问俗、入家问讳、上堂问礼、临病问便[①]。

此概论也，详见下文。

中热消瘅则便寒，中寒之病则便热。胃中热则消谷善饥，肠中热则泻黄如糜，肠中寒则肠鸣飧泄，胃中寒则噫气腹胀。胃中寒而肠中热，则腹胀而大腹且泄。胃中热而肠中寒，则疾饥而小腹痛胀。脾病视唇舌之好恶，肺病验鼻气之通闭。

所谓便者，即病人所欲是也。临病之工，宜详问两端也。

头倾深视神将夺，背曲肩随腑欲崩。腰为肾腑，败则转摇不能；膝乃筋由，衰则屈伸不便。骨惫兮不能久立久行，胃消兮却美多食多饮。目为五脏之精华，黑白分明血气好。心为一身之主宰，言辞不乱藏神清。

凡有形气之物，盛于外者必衰于内，枯于表者必乏其本。盈虚消长，自然之理也。

凡诸病证，先识其本，既识其门，治之有道，得强者昌，失强者亡。戒夫！不虞之誉休夸，求全之毁当勉。夸则处事疏，勉则治疗慎。入病有三虚三实，治疗贵百发百中。

天锡[②]言：夫病者脉之而可得，视之而可见，按之而可知。三

① 入国问俗……问便：语出《灵枢经·师传》。

② 纪天锡：金代医家，字齐卿，泰安人。早弃进士业，学医，精于其技，遂以医名世。集注《难经》5卷，大定十五年上其书，授医学博士。

虚三实者，谓脉之虚实、病之虚实、诊之虚实也。虚者，五脏自虚而真气夺也；实者，邪实伤人而邪气甚也。所谓脉之虚实者，濡而软者为虚，指下寻之似有，冉冉还来，按之依前却去，又如衣帛在水中，轻手乃得，按之则无。其所主病，则少气力，五心烦热，脑转耳鸣，下元极冷，此乃五脏虚，其气夺，病自内出也。紧牢者为实。紧者阳也，指下寻之，三关通度，按之有余，举指甚数，状若洪弦，又若转索之状，主风气伏阳上冲，化为狂病；又紧为寒，故伤寒、头疼、发热、身体骨节拘疼，脉必紧，是邪气甚实，自外而入也。牢者邪实强甚，按之牢坚而苦痛是也。所谓病之虚实者，出者为虚，乃真脏自病，不中他邪，其病自内而出于外，若虚劳、潮热、盗汗是也；入者为实，如伤风、中暑、伤寒，自外而入，伤于人也。言者为虚，是五内自病，故惺静而言也。不言为实，是邪气郁蒸于中，昏乱而不言也。缓者为虚，言病自内出，徐徐而迟，非一朝一夕之病也。急者为实，言其外邪如中风、伤寒、温热等病，死在六七日之间也。所谓诊之虚实者，濡者为虚，牢者为实。痒者为虚，谓气不能充其形，故令皮肤作痒也；痛者为实，谓气不通，壅实而为痛也。外痛内快，为外实内虚，是邪气客于经络，故外痛，而邪气不在内，故内快也。内痛外快，为内实外虚，是邪气塞于内而不通，故内痛，外无所苦，故外快也。诊此三虚三实，消息治之，取效多矣。

阳甚阴虚，汗则死而下则生。

虚则受邪，治当治其邪也。故病伤寒者当下，若反汗之，则为亡阳、为厥竭、为谵语，误汗致逆，其祸甚速之，不可不慎。

阳虚阴甚，汗则生而下则死。

阳虚受阴寒之甚，此表病也，当汗，若反下之，阳证则为结胸，阴证则为痞气、为懊侬、为胀满、泻利不止，故死。

察五逆而知死期，

《灵枢经》云：腹胀身热脉大，一逆也；腹鸣而满，四肢清泄，脉大，二逆也；衄血不止，脉大，三逆也；咳且溲血脱形，其脉小劲，四逆也；咳脱形，身热，脉小以疾，五逆也。不过十五日死矣。又有腹大胀，四末清，脱形，泄甚，一逆也；腹胀便血，脉大时绝，二逆也；咳，溲血，形肉脱，脉搏，三逆也；呕血，脑满引背，脉大而疾，四逆也；咳呕腹胀，且飧泄，其脉绝，五逆也①。亦为五逆，不可不知。

究八虚而识病候。

《灵枢经》曰：心肺②有邪，其气留于两肘；肝有邪，其气留于两腋；脾有邪，其气流于两髀；肾有邪，其气流于两腘。凡此八虚者，皆机关之室，真气之所过，血脉之所游，邪气恶血，固不得住留，住留则伤经络骨节，机关不得屈伸，故病③挛也。

荣乃水谷之精液，卫为水谷之捍气。

血气者，乃水谷之精气，皆以饮食日资，取汁变化。其清者为荣血，浊者为卫气也。

五味宜调，调之则五神生。

《生气通天论》云：阴之所生，本在五味；阴之五宫，伤在五味。言五神所生，本资于五味；五味宣化，各凑于本宫，则神旺体充矣。然五神虽因五味以生，亦因五味以损。正谓好而过节，乃见伤也。是

---

① 腹胀身热……五逆也：语本《灵枢经·玉版》。
② 心肺：《灵枢经·邪客》作“肺心”。
③ 病：《灵枢经·邪客》作“痀”。

故味过于酸，肝气以津，脾气乃绝；味过于咸，大骨气劳，短肌，心气滞不行；味过于甘，心气喘满，色黑，肾气不冲；味过于苦，脾气不治，胃气乃厚；味过于辛，筋脉沮弛，精神乃央。故五味不可不节也。

四伤可理，理则四病息。

经曰：春伤于风，夏必飧泄；夏伤于暑，秋必痎疟；秋伤于湿，上气而咳。又云：冬必咳嗽，发为痿厥。冬伤于寒，春必病温①。此四时气更，伤五脏之和而成病也，其不即病者，旺不受邪故也。

更问女子重娠，因何吐而不食？盖为精血内郁，哕腐攻胃，乃精化生，故百日而伤味也。

经云：精承化养则食气，若化生则不食气。精血内结为哕腐攻胃，则五味居然而不得入，故百日而伤味也②。

窃见病有名同实异，亦有名异形同，伏梁与心积之分。［批］伏梁、心积。

天锡云：伏梁心之积，伏而不动，其形强实，若梁如臂，而发于脐上者是也。此火郁也，以热药散之则益甚，以火灸之则弥聚。余少时尝见一医者治富室男子，刺灸，以热药疗之，后渐长满，腹聚大如斗，后目盲，身体发泡而卒。况伏梁有二证，名同实异。其一，少腹盛，上下左右皆有根，在肠胃之外有大脓血，此伏梁义同

① 春伤于风……病温：语本《黄帝内经素问·阴阳应象大论》。
② 精承化养……伤味也：语本《黄帝内经素问·阴阳应象大论》王冰注。

肠痈也；其一，身体脾①股胻皆肿，环脐而痛，是即夙根不可动，动则为溺。然经言不可动者，止谓不可大下，非谓全不可下也，学者宜致思焉。

暑证有热证之辩。[批] 暑热。

许学士云：暑病得之，炎热伤气，故脉见弦细芤迟。热气感人，一时即病，因人元气盛衰，苦乐不一，故治例有寒温之殊耳。非若伏寒至夏，因夏气感而发动者，则不恶寒，而烦燥渴，脉洪大，而与中暑不同，治法一于热而无寒，余于热病门论之详矣②。

痰热、痿虚、风湿气，细看仿佛之形。[批] 痰。

病有痰热、痿虚、风湿气，卒然而病，与中风之候相似，然治法有不同者，不可不讲也。详见中风门中。

食积、虚烦、脚气、痰，熟论依稀之候。[批] 积。

病者有食积、虚烦、脚气、痰症，与伤寒相似，宜细详辨而药之，东垣《内伤门》备矣。

咳嗽有肺胃之名。[批] 咳嗽。

《微义》云：无痰有声为咳，有痰无声为嗽，有声有痰者为咳嗽。咳乃肺有火邪，久不愈则为劳。嗽乃脾土中不清所致，清其脾则自愈③。

积聚别脏腑之病。[批] 积聚。

天锡云：积者，五脏之所积，其病有常处，上下有终始，病

---

① 脾：通“髀”，《庄子·在宥》：“鸡蒙方将拊脾雀跃而游。”脾，指大腿。

② 许学士云……详矣：语本许叔微《普济本事方·伤寒时疫》。

③ 无痰有声……自愈：语本徐彦纯《玉机微义·咳嗽门·论咳与嗽本一证》。

属乎脏也。聚者，六腑之所聚，其病无常处，或聚或散，病属乎腑也。

明结胸、痞病之殊。［批］结胸。

《伤寒论》云：阳证下早为结胸，阴证下早成痞气，皆由早下而邪气伏于胸中也。按之而痛为结胸，若痞气则满而不痛矣①。

考谵语、郑声之异。［批］谵语。

语无伦为谵语，实则谵语，然有轻重之分焉。重则狂语，或逾垣上屋者有之。轻则独重，或睡中呢喃，或间差谬，皆热微甚耳。郑声者，转而失其常也，虚则郑声，谓含精不明，失其平常之声，新瘥而虚，多有是声也。

九种心疼，五般淋病。［批］心痛、淋病。

心痛有九者，一虫痛，二疰痛，三风痛，四悸痛，五食痛，六饮痛，七冷痛，八热痛，九去来痛是也。五淋者，气淋、石淋、血淋、膏淋、劳淋是也。

若便闭者，审阴结阳结。

大便秘结，若能食而小便赤涩，脉洪数或口渴，是阳结也；不能食，小便清利，或喜热饮，脉见沉迟，是阴结也。此亦大略言之耳。又有风闭、虚闭、气闭之殊，临病之工，宜详审焉。

治癃涩者，在上焦下焦。［批］癃。

小便闭涩曰癃，乃热气之郁也。口渴者乃热在上焦，宜淡渗之剂治之；口不渴者热在下焦，宜苦寒之剂治之，若滋肾丸之属是也。

---

①　阳证下早……不痛矣：语本张仲景《伤寒论·辨太阳病脉证并治下》。

疝证兮寒热不同。［批］疝。

疝之为病，脉证有阴阳、寒热、虚实、强弱不同，宜详治之，不可概论。

厥病兮阴阳却异。

阴厥，脉沉而细，初缘泄利过度。阳厥，脉滑而沉，初因二便闭赤。阳厥手足有时而卒热，阴厥常冷。

下 篇

常[①]评水满，皮肤身体否肿，内阴精而损削，外阳气而耗减，则三焦闭涩，水道不通而致然矣。欲疗斯疾，知表里而察浮沉。[批] 肿满。

此病诊其脉，浮在表，宜发散；沉在里，宜利小便。

开鬼门而洁净府。

开鬼门即发汗，洁净府即利小便是也。

所谓平治权衡，

谓在表、在里，宜汗、宜泄也。

去菀[②]陈莝[③]。

言去积久之水物，如草莝不可久留于身中也。

温衣以宣阳气，

言微动四肢，令阳气渐以宣行，又曰温衣使行。

缪刺以调络脉，

此病三焦闭，水道所以不通，经脉满、络脉溢，故缪刺之。

气脉调和，形体如故。

脉和则五精之气以时，实脉于肾，故阳气布于五脏之外，秽气消于五脏之内。

---

① 常：据文义，"常"似作"尝"，义胜。

② 菀（yùn 运）：通"蕴"，《诗·小雅·都人士》："我不见兮，我心菀结。"菀，郁结。

③ 莝（cuò 错）：杂草。

详观无形而痛者，阳完而阴伤。[批] 痛。

《灵枢》云：急治以阴，无攻其阳①。

有形不痛者，阴完而阳病。

急治其阳，无攻其阴。

阴阳俱动，则形乍有而乍无，加以烦心，命曰阳亏而阴胜。

此谓不表不里，其形不久也。

阴结者便血，

经言：阴主血，故阴结而必下血也。

阳结者肢肿。

四肢为诸阳之末，结则四肢肿也。

手屈而不伸者，其病在筋。

在筋守筋。

伸而不屈者，其病在骨。

在骨守骨。

伤于风者上先殃，

《阴阳论》云：阳气在上，故伤风者，上先受之②，观于咳嗽、鼻塞、头痛，则可见矣。

感于湿者下先受。

阴气润下，故受湿者必下先病，如腰脚痹痛可知。

寒气入胃食饮衰，热气内藏肌肉瘦。

---

① 急治……其阳：语出《灵枢经·寿夭刚柔》。

② 阳气在上……受之：语本《黄帝内经素问·太阴阳明论》。

《风论》云：寒则衰食饮，热则消肌肉①。

甚矣，痰之为病也，考无择之言，识三因而显诸四饮。［批］痰。

陈无择云：病痰饮者，由荣卫不清，气血败，凝结而成也。七情汩乱，脏气不行，郁而生涎，结为痰饮，此内因也；六淫侵冒，玄府不通，当汗不泄，蓄为痰饮，此外因也；或饮食过伤，色欲无度，运动失宜，津液不行，聚为痰饮，此不内外因也。其为病也，为喘、为咳、为呕、为泄、寒热、疼痛、肿满、挛癖、癃闭、痞鬲②、如风如癫，未有不由痰饮所致，用药者宜细详焉③。

详隐君之论诊，一证而病其八人。

王隐君云：痰证古今未详，方书虽有诸饮之异，而莫知其为病之源。或头风眩，目运耳鸣，或口眼蠕动，眉棱耳轮俱痒，或痛，或四肢游风，肿硬而似疼非疼，或为齿颊痒痛，牙齿浮而痛痒不一，或噫气吞酸，心下嘈杂，或痛或哕，或咽嗌不利，咯之不出，咽之不下，其痰似墨，或如破絮、桃胶、蚬肉之状，或心下如停冰铁，心气冷痛，或梦寐奇怪之状，或足腕酸软，腰肾骨节卒痛，或四肢筋骨疼痛难名，并无常所，乃至手麻臂痛，状若风湿，或脊上一条如线之寒起者，或浑身习习如卧芒刺者，或眼枯涩痒，口糜舌烂，喉痹等证，或绕项结核，状若瘰疬，或胸腹间如有二气交纽，噎塞烦闷，有如烟火上冲，头面烘热，或为失亡颠狂，或风瘫痪，或劳瘵荏苒④之疾，或风毒脚气，或心下怔忡，如畏人捕，或喘嗽呕吐，或呕冷涎、绿水、

---

① 寒则……消肌肉：语本《黄帝内经素问·风论》。

② 鬲：通“膈”，《史纲评要·乐汉纪·献帝》：“故为诸君陈道此言，皆肝鬲之言也。”

③ 病痰饮者……详焉：语出陈元择《三因极一病证方论·痰饮叙论》。

④ 荏苒：形容愁苦连绵不绝。

墨汁，甚则为肺痈肠毒，便脓挛躄。盖津液既凝为痰，不复周润三焦，故口燥咽干，大便秘，面如枯骨，毛发焦槁，妇人则因此月水不通，若能逐去败痰，自然服饵有效。余尝用一药即滚痰丸，以愈诸疾，不可胜数矣①。愚谓隐君所叙，诸证患者十居八九，足见痰之为患诚多也。何则？人身血气流行，无一息断，津液凝闭，郁而成热，痰遂生焉，人于六淫七情、饮食起居之际，岂能一一中节而无所壅滞乎？但谓滚痰丸难以通治诸疾。

戒子和之热补，

张子和言：痰皆由气逆而得，故在上则面浮，在下则肢肿，在中者支满痞鬲。痰逆在阳不去者，久则化气，在阴不去者，久则成形，故不宜以温热之剂补之、燥之也，但当以攻逐之药治之，此特□详耳②。

亦有虚寒。

论热药治痰之误，虽为精切，然亦有挟虚挟寒之证，不可不论。盖久痰凝胶，结固不通，状若寒凝，不用温药引导，何由得去？

讲严氏之理气，

严用和云：人之气道贵乎顺利，顺则津液流通矣，无痰饮之患。故治痰者当顺气为先，分导次之，乃无拒格也。况有风寒外来，痰气内郁者，不用温散，亦何以开郁行滞乎③？

尤多火郁。

---

① 痰证古今……胜数矣：语出王珪《泰定养生主论·痰证》。

② 痰皆由气逆……详耳：语本张从正《儒门事亲·饮当去水温补转剧论》。

③ 人之气道……行滞乎：语出严用和《济生方·咳喘痰饮门·痰饮证治》。

水性润下，抟①而跃之，可使过颡②。痰性顺下，被火泛上，亦可至巅。今医者只云，人身无到上之痰，天下无逆流之水，口诵语人，良可太息矣！

详而诊之，治无差失，诊之宜详，治之可的。

痰证所因，寒热、虚实、滞郁不同，治诊者所宜详审也。仲景云：五脏诸证不同，可表者汗之，可下者利之，滞者导之，郁者扬之，热者清之，寒者温之，□热偏寒者反佐而行之，挟湿者淡以渗之，挟□者补而养之，此治痰之至法也③。

滞下虽若寻常。［批］滞下。

今痢疾，古谓滞下，疾虽寻常，不可不审。

手足暖而阳热堪推，

刘从周云：大凡痢疾，不问赤白，只分冷热之证，若手足和暖则为阳，须服五苓散，用粟米饮调，下次服感应丸即愈④。

手足冷而阴寒可审。

若觉手足厥冷则为阴，当服暖药，如已寒丸、附子之类。

发呃逆者，治降火以扶虚。

丹溪曰：呃病气自下而冲上，属火之象，古方悉以胃弱言之，殊不知胃弱者阴弱也，虚之甚也。滞下之久，多见此证，乃久下而阴虚也，补虚降火则治之之法也⑤。

除后重者，法行血而调气。

---

① 抟（tuán团）：聚集。

② 颡（sǎng嗓）：额。

③ 仲景云……至法也：语本徐彦纯《玉机微义·痰饮门·饮当去水温补转剧论》。

④ 刘从周云……即愈：语本南宋张杲《医说·神医》。

⑤ 呃病气……之法也：语本朱丹溪《格致余论·呃逆论》。

痢有表里、风暑、寒热、虚实，法可温可下，或解表，或利小便，或待自已，先贤论之详矣。但气血一条，未尝表出立论，其芍药汤下曰：行血则便脓自愈，调气则后重自除。盖谓溲便脓血，血之滞也，故行血自止，若川芎、当归、芍药之属。奔迫后重，气之实也，故调气自除，若槟榔、木香之类。然脓血赤白，有气病血病之分；后重里急，亦有气实血虚之异，医者不可不察。

至如气无补法，乃齐东之野语。

丹溪曰：气无补法，俗论也。痞闷壅塞，似难于补，殊不知正气虚者，由七情内伤，六淫外侵，饮食不节，房劳致虚，脾胃之阴受伤，转运之官失职，胃虽受谷，不能运化，故阳升阴降，而成天地不交之否，清浊相混，邪何由行。凡若此者，理宜补养，却厚味，断妄想，远音乐，无有不安者也①。

宣为泻剂，诚市井之狂言。

贾元良曰：宣剂者，涌吐是也。以君召臣曰宣，言以上召下之义也。俚人以泻为宣，非也。古曰：春宣五脏之积滞。仲景大法：春则人病在头，故宣吐之。南地人服屠苏酒②，自下而上是也，下攻者非也③。然一切风热、积热或火炽者，其证寸口脉滑而有力，胸中实满，烦冤气上，食而不化，而亦痰盛，骂詈惊骇④等证，并宜吐之⑤。但见医者至春每行泻药，语人曰春宣夏补，良可悲矣！故特表而出之。

外有刃伤、打扑、堕马，皮不破而瘀血停积，攻利为

---

① 气无补法……者也：语本朱丹溪《格致余论·鼓胀论》。
② 屠苏酒：药酒名。古代风俗，于农历正月初一饮屠苏酒。
③ 也：原作“□”，据徐彦纯《玉机微义·火证治法·吐剂》补。
④ 骇：原作“□”，据徐彦纯《玉机微义·火证治法·吐剂》补。
⑤ 贾元良……并宜吐之：语出徐彦纯《玉机微义·火证治法·吐剂》。

先；肌肉破而亡血过多，止疼兼补。察轻重与浅深，分上下，知多少，攻补两途，择斯二者，已而平调血气，补胃强脾，此良法也。［批］伤打扑。

《微义》云：有形之物所伤，乃血肉筋骨受病，非如六淫七情为病，有在气在血之分也。所以损伤一证，专从血论，但分瘀血停积、亡血过多耳。盖打扑、坠堕，皮不破而内损者，必有瘀血；若金刃伤皮破出血，或致亡血过多，二者不可同法而治。有瘀血者宜攻利之，若亡血者兼补而行之，又察其所伤，有上下轻重浅深之异，经络气血多少之殊，唯宜先逐瘀血、通经络、和血止痛，后调气养血、补益胃气，无不效也。前人有言，围城中军士被伤，不问头面手足背胸轻重者，例以大黄等药利之，后大黄缺少，甚者遂以巴豆代之，以为不于初时泻去毒气，则多至危殆，至于略伤手指，亦悉以此药利之。殊不知大黄之药，惟与瘀血相宜，其有亡血过多、元气胃气虚弱之人，不可服也。其巴豆大热有毒，止能破坚逐积，用于此疾，尤非切当，所以有服下药过后，其脉愈见坚大，医者不察，又以为瘀血不尽，而复下之，遂至夭折人命，可不慎欤①！

要识瘕癥并聚积。［批］癥瘕、积聚。

陈无择云：癥瘕属肝部，积聚属肺部。夫癥者坚也，有所征验也；瘕者假也，假物而成形也。然七癥八瘕之名，经论亦不详出，虽有蛟蛇鳖肉发虱米等七证，初非定名，偶因食物相感而致患尔。若妇人癥瘕，则由内、外、不内外因，动伤五脏气血而成，古人谓之痼疾。以蛟蛇等为生瘕，然亦不必泥此。大抵皆属血病。而蛇发等事出

① 有形之物……不慎欤：语出徐彦纯《玉机微义·伤损脉法·论伤损宜下》。

于偶然，盖由饮食间误中之，留聚于中，假血而成，自有活性。尝闻永徽中有一僧，病噎，腹中有物，其状如鱼，即生瘕也①。《难经》云：积者阴气也，聚者阳气也，阴沉而伏，阳浮而动，气之所积名曰积，气之所聚名曰聚。故积者五脏所生，聚者六腑所成也。始发有常处，其痛不离本部，上下有所终始，左右有所穷处，谓之积。始无根本，上下无所留止，其痛无常处，谓之聚②。

须知石瘕与肠覃③。［批］石瘕、肠覃。

五积六聚，男妇皆有，而石瘕、肠覃二积，惟妇人有之。详见下文。

论石瘕兮恶血，留而败血，衃生于胞户，硬似石而形似孕，月信不来，治宜宣导下出，服见晛④而取效。

岐伯曰：石瘕生于胞中，寒气客于子门。子门闭塞，气道不通⑤，恶血当泻不泻，衃以留止，日以益大，状如怀子，月事不以时下，皆生女子，可导而下。《宝鉴》曰：膀胱为津液之府，气化则能出矣。今寒客于子门，则必气塞不通，血壅不流，而衃以止之，结硬如石，是名石瘕。此气先病而血后病，故月事不来，可宣导而下出也。故《难经》云：任之为病，其内苦结，男子为七疝，女子为瘕聚，此之谓也。非大辛之药不能已，可服见晛丹扩而充之，无失其证可也⑥。

辨肠覃兮清气聚而浊气结，成如怀孕，按则坚而推则

---

① 癥瘕属……生瘕也：语本陈无择《三因极一病证方论·癥瘕证治》。

② 积者阴气也……谓之聚：语出《难经·五十五难》。

③ 肠覃（tán 谈）：古病名。出自《灵枢经·水胀》，指妇女下腹部有块状物，而月经又能按时来潮的病证。

④ 晛（xiàn 现）：谓过分小心谨慎地看。

⑤ 气道不通：原作“气不得通”，据《灵枢经·水胀》改。

⑥ 膀胱为津液……可也：语出罗天益《卫生宝鉴·胞痹门》。

移，月事时下，法当消积和气，取晞露①以收功。

岐伯曰：寒气客于肠外，于胃相抟不得营，因有所系，瘕而内着，恶气乃起，息肉乃生。其始生者大如鸡卵，稍以益大，至其成，如怀子之状，久者离岁，按之则坚，推之则移，月事以时下，此其候也。夫肠者大肠也，覃者延也，大肠以传道为事，乃肺之府。肺主卫，卫为气，气温则泻，寒则凝。今寒客于大肠，故卫气不荣，有所系止而结瘕在内，贴着肠，其延久不已，是鸣肠覃也。气散则清，气聚则浊，结为瘕聚，所以恶风发起，息肉乃生，小渐益大，至鼓其腹，则如怀子状也。此气病而血未病，故月水不断以时下，本非妊娠，可以此为辨矣。然亦诸积所致，或有病痈脓，而似此二证者，不可不详察也。晞露丸可治，宜取法而充之。

且谓胀满虽云可下，［批］胀满。

《病机》云：诸腹胀大，皆属于热，下之则胀已矣。按：胀主下之一法，亦大略言之尔，若用之多，往往腹胀②，是失运化之职也。盖病因寒热积蕴，气血机本不同，施治不可不分例也。

须求内外之因，还审寒热新久。

胀满先求内外因。东垣曰：或伤酒湿③面，及味厚之物，膏粱之人，或食已便卧，使湿热之气不得施化，致令胀满，此热胀也。《调经篇》云：因饮食劳倦，损伤脾胃，始受热中，末受寒中，皆由脾胃之气虚弱，不能运化精微，遂致水谷聚而不散，而成腹满，皆寒郁湿遏而胀也。是内因有寒热之分也④。《醪醴论》中治法谓：先泻其血

① 晞露：日晒使露水蒸发，谓沐受雨露滋润。

② 腹胀：原作“复胀”，据《玉机微义·胀满门·论下元则已》改。

③ 湿：原作“失”，据《兰室秘藏·中满腹胀门·诸腹胀大皆属于热论》改。

④ 因饮食劳倦……分也：语本《黄帝内经素问·调经论》。

络，后调其真经，气和血平，阳布神清①。《内伤论》云：推逐调养，详其新久，何物所伤，随病攻治，皆治法之正也。有谓诸腹胀大皆属热者，乃病机之总辞。假令外伤客寒，有余之邪自表传里，寒变为热，而成胃实腹满，仲景承气汤治之，不可概以为热也。大抵寒胀多而热胀少，治者宜详辨之。

脚气古宜针灸。[批] 脚气。

孙真人云：欲使足不成病，初觉则灸肿觉处，二三十壮即愈②，若绝谷、三阴交、风市、三里等，皆其穴也。

外因风寒湿热，随脉证而疏导为先。

陈无择云：脚气不专主于一气，亦不专主于一经，故与中风寒暑湿有异耳，兼有杂生诸病，未易分别。须寻三阴三阳病之所在，后察脉虚实为治。自汗、走注为风胜，无汗、挛急、掣痛为寒胜，肿满重着为湿胜，烦渴、热烘为暑胜。四气兼中者，但推其多者为胜。分其表里而施治也。脉浮为风，脉紧为寒，缓细为湿，洪数为热，见于诸阳，在外宜发散之。沉而弦者亦为风，沉而紧者为寒，沉细为湿，沉数为热，见于诸阴，在内宜温利之③。若大虚气乏，间作补汤，随病冷热而用之也。杨大受云：脚气自古皆尚疏下，为疾壅故也，然不可太过，太过则损伤脾胃，使荣运之气不能上行，反下注为脚气也，又不可不及，不及则使气壅不得消散。真人云：医者意也，随时增损，物无定方④。真知言哉！

---

① 先泻其血络……神清：语本《黄帝内经素问·汤液醪醴论》。

② 欲使足……即愈：语本孙思邈《备急千金要方·风毒香港脚方·论风毒状第一》。

③ 脚气……宜温利之：语本陈无择《三因极一病证方论·叙香港脚论》。

④ 医者意也……定方：语本孙思邈《备急千金要方·诸论》。

内起饮食房劳，量温利而略行滋补。

《至真大论》云：太阴之胜，火气内菀①，流散于外，足胫跗肿，饮发于中，跗肿于下，此之谓也。故饮入于胃，游溢精气，上输于脾，脾气散精，上归于肺，通调水道，下输膀胱，水精四布，五经并行，合于四时五脏阴阳，揆度以为常也②。若饮食自倍，肠胃乃伤，则胃气不能施行，脾气不能四布，故下流乘肝肾，湿流于足胫，加之房事不节，阳虚阴虚，遂成脚气，当作内因处治，可谓发病机之秘矣。严氏云兼治忧恚③，药无不取效。

破伤风休作小看，有和解表里之分，内虚而热郁者可畏。［批］破伤风。

《病机》云：破伤风者，有因卒暴伤损，风袭其间，传播经络，至使寒热更作，身体反张，口禁不开，甚者邪气入脏。有因诸疮不瘥，荣卫虚，肌肉不生，疮眼不合，风邪亦能外入于疮，皆为破伤风之候也。又有诸疮不瘥，举世皆言着灸为上，是谓热疮，而不知火热客毒逐经，诸变不可胜数，微则发热，甚则生风搐，或角弓反张，口禁目斜也。亦有破伤风不灸而病者，因疮着白痂，疮口闭塞，气壅于阳，故热易为郁结，热甚则生风也。古方药论甚少，以此疾与中风同论，故不别立条目。惟河间论病同伤寒证治，通于表里，分别阴阳，有在表者，有在里者，有在半表半里者。在表宜汗，在里宜下，在表里之间宜和解，不可过其治也。故表脉浮而无力者，太阳也；脉长而有力者，阳明也；脉浮而弦小者，少阳也。若明此三法而施治，不中病者鲜矣。但中风之人尚可淹延岁月，而破伤风始虽在表，随即转

① 菀：《黄帝内经素问·至真要大论》作“郁”。
② 故饮入于胃……常也：语出《黄帝内经素问·经脉别论》。
③ 恚（huì绘）：怨恨，愤怒。

脏，多至不救。大抵内气虚而有郁热者得之，若内气壮实而无郁热者，虽伤而无害也①。

牙齿痛似为大患，有脾肾盛虚之别，[批] 牙齿。

东垣曰：齿者肾之标，口者脾之窍，诸经多有会于口者，牙齿是也。手足阳明之所过，上龂②隶于坤土，乃足阳明之脉所贯络也，止而不动；下龂嚼物，动而不休，手阳明大肠之脉所贯络也。手阳明恶寒饮而喜热，足阳明喜寒饮而恶热，其病不一。此外又有风痛虫痛，为火为湿，有脾壅热而痛者，有肾虚而痛者。夫齿为肾标，肾属水，水性寒，故齿亦喜寒。寒者坚牢，热甚则动，故治齿痛当以除热为主也，岂可一药而尽之哉③！

里实而湿热者何妨。

东垣曰：刘经历内人，年三十余，齿痛不可忍，须骑马出游，口吸凉风，则痛止，至家则复作。家人以为祟，祷于巫师而不愈，此病乃湿热为邪也。足阳明多血多气，加以膏粱之味助其湿热，故为此痛。因立一方，不须骑马，常令风寒之气生于齿间。以黄连、梧桐泪之苦寒，新薄荷叶、荆芥穗之辛凉，四味相合而作风凉之气；又治其湿热，以新升麻之苦平，行阳明为使；牙齿骨之余，以羊胻灰补之为佐；麝香少许，入肉为引用，共为细末擦之，痛乃减半。又以调胃承气汤去硝加黄连，以治其本，服之下三两行，其痛良愈，遂不复作④。

---

① 病机云……无害也：语出徐彦纯《玉机微义·破伤风门·论破伤风所因不同》。

② 龂（yín 银）：牙龈。

③ 齿者肾之标……之哉：语出李东垣《兰室秘藏·口齿咽喉门·口齿论》。

④ 刘经历内人……不复作：语出王肯堂《证治准绳·杂病·七窍门·齿》。

瘢疹固有阴阳，[批] 斑疹。

洁古云：瘢疹之病，其证各异。疮发焮肿于外者，属少阳三焦相火也，谓之瘢；小红靥行皮肤之中不出者，属少阴君火也，谓之疹。凡显瘢证，若自吐泻者，慎勿乱治而多吉，盖邪气上下皆出也。《略例》① 曰：阳证发瘢者有四，有伤寒发瘢，有时气发瘢，有热病发瘢，有温毒发瘢。瘢瘢然锦纹，或发于面部，或发于胸背，或发于四肢，色红赤者，胃热也；紫黑者，胃烂也。一则下早，一则下迟，乃外感热而发瘢也，当服玄参、升麻、白虎等药。然四气发瘢，温毒至重，暑证亦有之。又有阴证发瘢，亦出胸背，手足稀少而微红，若作热证，投之凉剂，则大误矣。此无根失守之火聚于胸中，上炎熏肺，传于皮肤，而为瘢点，但如蚊蚋虱咬之形，而非锦纹也。调中温胃，加以茴香、芍药，或大建中之类，其火自下，瘢自退，可谓治本而不治标也②。

轻重俱从火化。

虽有轻重之殊，皆由火聚之病也。

急则治标，缓则治本，阳证可清热化瘢，

言治当外者外治，内者内治，中外皆和，其瘢自出。至于恶寒者发之，表大热者夺之，渴者清之，秘者通之，惊者安之，泄者分之，不可执一。大抵与伤寒同治，随经用药，最为确论。如五日以里诸病，与瘢疹不能辨者，亦须治之，但各从其所伤，应见而治，则皆不妨。若瘢出而强发之，其变不可胜数矣。前人言首尾俱不可下者，何也？曰：首不可下者，为瘢未显于表，下则邪气不得伸越，此证有表而无里，故禁首不可下也。尾不可下者，为瘢毒已显于外，内无根蒂，大便不实，无一切里证，下之则瘢气逆陷，故禁尾不可下也。又

---

① 《略例》：谓《阴证略例》，元代王好古撰，全书共1卷。

② 瘢疹之病……标也：语出朱丹溪《丹溪心法·斑疹》。

言温暖不令通风，瘢若已出，身热天暄，何必盖覆，不使之通风乎？后人执此二句，不知天令人事变通，致误多矣。大抵以脉主浮、中、沉之诊，平举按之，候察其虚实，定其中外，则可以万全矣。如外伤升麻汤，内伤枳实丸，大便软者枳术丸，伤冷者温之神应丸，恶寒者发之防风苍术汤。表大热者夺之，此表者通言三阳也，夫阳胜则气必上行，言夺者，治之不令上行也。大便秘结者下之，桃仁承气汤、四顺饮、柴胡饮选用，察其在气在血。渴者清之，大渴者白虎汤，小渴者凉膈散。小便不通者利之，导赤散、八正散之类，当求上下三焦何经而用药。惊者分轻重安之。泄者察寒热分之。若已显瘢证出不快，化毒汤；太出多，犀角地黄汤、地骨鼠粘子汤；咽不利，桔梗甘草粘子汤；烦者，桔梗甘草栀子汤；肺不利，紫草甘草枳壳汤；太阳出不快，荆芥防风甘草汤；少阳出不快，连翘防风汤；四肢出不快，防风芍药甘草汤①。大抵阳证，宜托里、清热、化瘢、凉血，随四气而治之。《伤寒论》云：发瘢已显，不可用表药。盖表虚里实，若发其汗，重令开泻，增瘢烂也。详在《伤寒门》② 中。

阴候宜调中温胃。

《略例》云：宗颜小将军，病寒热间作，腕后有瘢三五点，鼻中微血出，两手脉沉涩，胸膈、四肢按之殊无大热，此内伤寒也。问之，因暑卧殿角伤风，又渴饮冰酪水。此外感者轻，内伤者重，外从内病，俱为阴也。故先瘢衄，后显内阴，寒热间作，脾有之，非往来少阳之伤寒热也。与调中汤数服而愈。而瘢非若疮成脓包也，但分阴

① 言治当外……甘草汤：语出王好古《海藏瘢论萃英》。
② 伤寒门：《普济方·伤寒门》。

阳治之，瘫自消而体自定矣①。

至若喉痹，乃阴阳经结，火郁而成杂病。妙子和之砭针，药须咸苦。［批］咽喉。

子和曰：《内经》云一阴一阳结谓之喉痹。王太仆曰：一阴者，手少阳君火，心主之脉气；一阳者，手少阳相火，三焦之脉气也。二脉并络于喉，气热则内结，结甚则肿胀，肿胀甚则痹，痹甚则不通而死矣。夫推原十二经，惟足太阳别下项，其余皆凑于喉咙，《内经》何独言一阴一阳结为喉痹也？盖君相二火独胜，则热正络，故痛且速也。余谓一言可了者，火是也。故十二经中言嗌干、嗌痛、喉肿、颔肿、舌本强，皆君火为之也；惟咽痹急速，相火所为也。夫君火者，犹人火也；相火者，犹龙火也。人火焚木其势缓，龙火焚木其势速。《内经》言喉痹，则咽与舌两间耳，然其病同出于火，故不分也。后之医者各详其状，强分八名，曰单乳蛾、双乳蛾、单喉痹、双喉痹、子舌胀、木舌胀、缠喉痹、走马喉痹。热气上行，故转于喉之两旁，近外肿作，以其形似，是谓乳蛾，一为单，二为双；其比乳蛾差小者名喉痹；热结于舌下，复生以小舌子，名曰子舌胀；热结于舌中，舌为之肿，名曰木舌胀，木者强而不柔和也；热结于咽喉，肿绕于外，且麻且痒，肿而大者，名曰缠喉风；喉痹暴发暴死者，名曰走马。此八种之名虽详，若不归之火，则相去远矣。喉痹，微者可以咸软之，而大者以辛散之，如薄荷、乌头、姜蚕、白矾、朴硝、铜绿之类也。至于走马喉痹，生死反掌耳。其最不误人者，无如砭针出血，血出则

① 宗颜小将军……定矣：语出王好古《阴证略例·海藏治验录·外阳内阴》。

病已。昔余治一妇人木舌肿，其舌满口，诸医不愈，令以鲱针①小而锐者，砭之五七度，肿减，三日方平，计所出血，几至盈斗。又治一男子缠喉风肿，表里皆作，药不能下，余以凉药灌于鼻中，下十余行，外以拔毒散傅之，阳起石烧淬，与伏龙肝各等分，细末之，日以新水扫百遍，三日热始退，肿始消。又尝治一贵妇喉痹，盖龙火也，虽用凉剂，而不可使冷服，为龙火宜以人火逐之，人火者，烹饪之火是也，乃使曝于烈日中，登于高堂之上，令侍婢携火炉，坐药铫子上，使药常极热，不至大沸，通口时时呷之百余次，然后火散。此法以热行寒，不为热病捍捂故也。大抵治喉痹，用针出血最为上策，但人畏针，委曲旁求，瞬息丧命。凡用针而有针创者，宜捣生姜一块，调以热白汤，时时呷之，则疮口易合。《铜人》② 中亦有灸法，然痛微者可用，病速者恐迟则杀人。故治喉痹之火，与救火同，不容少待。《内经》火郁发之，发谓发汗，喉咽中岂能发汗，故出血者乃发汗之一端也。后之君子，毋执小方，而曰"吾药不动脏腑，尤妙于出血"。若幸遇小疾则获效，不幸遇大病则死矣，毋遗后悔可也③！

伤寒详仲景之汤，散法用辛温。

徐彦纯释庞氏④曰：少阴伤寒一二日，病乃不自太阳传也。因是经不足而卒中寒，寒邪抑郁，内格阳气，故热上行于咽门经会之处，寒热相抟而痛，或成喉痹。医者不察脉证虚实，即用寒凉之剂攻治，

① 鲱（pī 披）针：鲱，《正字通》中音同"铍"。鲱针，中医九针之一，即铍针。

② 铜人：谓宋代王维一《铜人腧穴针灸图经》，又名《新铸铜人腧穴针灸图经》。

③ 内经云……后悔可也：语出张从正《儒门事亲·喉舌缓急砭药不同解》。

④ 庞氏：庞安时，字安常，自号蕲水道人，蕲水人，被誉为"北宋医王"，著有《伤寒总病论》6卷。

卒致殒没，而患者自谓其分。呜呼！冤哉！夫少阴病咽痛，及生疮不能言，声不出者，用甘苦辛温，制其标病以通咽嗌，至若伤寒伏气内发。咽痛兼下利清谷，里寒外热，面赤脉微三者，用辛热之药攻其本病，以顺阴阳，利止则水升火降，而咽痛自无也。此非杂病，一阴一阳结为喉痹之比，而可妄施针砭及寒凉之药乎？且夫火热之动至为急速。子和曰：论治已详，若伤寒伏气为病，喉痛或肿，本阴寒厥甚，逼热上行，其喉为痹，逼热下行，必便脓血，此标热而本寒也。仲景自有治例，故子和略之。若是则火热喉痹、肿，甚者急用药吹，点刺少商、合谷、丰隆、涌泉、关冲等穴，以解脉络之结。轻者则与甘辛凉剂降火制其标，止赤不可便用苦寒之药攻治，倘有内寒格热为病，吾恐反增其势矣①。

气逆风痰，皆成此患。

气逆则热壅，痰结聚亦热壅，尝见有用草药吐痰，结聚既去，则病即消。

切详不顺天时，不随病体，从中治而得痊。

大凡临证，虽当精察病体寒热，亦当依天时之炎凉，此为医之大要也。今适值大暑之时，而得内寒之病，若从病体用热药，则逆时令，顺时令用寒药则逆病体，寒热俱伤，治将安出？曰：当从中治也。中治云者，温之是也。尝有人夏月因劳倦、饮食不节、又伤冷饮得疾，医以时证治之不愈，至十日，身体沉重，四肢逆冷，自汗清谷，引衣自覆，气难布息，懒语言，此脾受寒湿，中气不足之病也。口干但欲水，不欲咽，早晨身凉而生粟，午后烦燥，不欲去衣，昏昏睡而面赤，隐隐红斑见于皮肤，此表实里虚也，夫内虚则外证随时而

① 少阴伤寒……其势矣：语出徐彦纯《玉机微义·喉痹门·论喉痹为伤寒所致》。

变矣。乃用钱氏白术散加升麻，就本方干姜、甘草以解其斑，少加白术、茯苓以除其湿而利小便，人参、藿香、木香安脾胃，进饮食，㕮咀①，每一两煎服，再服斑退而身温，利止而神出。次服五味异功散、治中汤一二服，五日得平。遂止服药，只以饮食调养，此不药而药，不治而治，旬日良愈。

忽施热剂，忽以寒方，妄前攻而失死。

世之医者，不分病之内外、人之老壮、时之寒热、体之肥瘦，不过阅古方对今病而已。有一男子，三旬五六，盛暑时感热病，医以通圣散服之即痊。越半月复内伤病，腹痛在胁，外形肿，不甚痛。医直以大辛热药攻其痛，又以葱熨法熨之，复灸中腕，直至口吐血，气喘不得安卧，言语狂乱，口渴欲水。医见其热，又以黄连解毒汤服之，肚泻脉大，手足冷，指甲青。又以热汤浸其手，精神恍惚，坐立不安，面色黧黑，走东走西，死在旦夕，来请余治。余诊毕，谓之曰：此先感时热，以寒药伤之；后病内伤，又以热药伤之；又复以寒药伤之，致使血气顿衰，五脏已竭，死有日矣。客曰：何至此极也？余曰：言语狂乱，汗大泄而走东走西，此心将绝矣；面色黧黑，肾将绝矣；饮食不进，肚膨，唇口黯紫，四肢无力，脾将绝矣；筋骨不束，肝将绝矣；惟其日久被劫，故其脉大，五脏虚极见矣。东垣曰：大则病进。盖云伤寒脉大则邪气盛，杂病脉大则真气虚。急请治装，是夜果卒。噫！此虽天命，恐人事有未尽欤！

血阴如地水流行，气阳似天风旋转，病在血而调气多宜，病在气而理血多阻。

人身有阴阳焉，血为阴，气为阳，常相随而不相离也，一有窒

① 㕮咀：（fǔ 府）：用口咬碎药物，后指用物体将药物拍碎。

碍，百病由此而生。故血譬水也，气譬风也，风行水上，有血气之象焉。盖气者血之帅也，气行则血行，气止则血止，气温则血滑，气寒则血凝，气有一息之不运，则血有一息之不行。若病出于血，调其气犹可导达血病。病原于气，区区调血何加焉。故人一身，调气为上，调血次之，是亦先阳后阴之意也。若夫血有败瘀，滞泥乎诸经，则气之道路未免有所壅遏。又当审所先而决去之。经所谓先去其血而后调之，又不可不通其变也。然调气之剂，以之调血而两得；调血之剂，以之调气而乖张。如木香、官桂、细辛、厚朴，以至乌药、香附、蓬术、三棱之类，治气可也，治血亦可也。若以当归、地黄辈论之，施之血证，无以逾此，然其性缠滞，每于胃气有亏焉。胃气既亏，则五脏六腑之气亦馁矣。故善用药者，剂量而佐助之，务在适中，使血气和调而病息矣。

不炼金丹，且吞玉液，呼出脏腑之毒，吸采天地之清。

太上玉轴六字气诀，见道藏《玉轴经》，言人五脏六腑之气，因五味熏灼不和，又六欲七情积久生疾，内伤脏腑，外攻九窍，以致百骸受病，轻则痼癖，甚则盲废，又重则丧亡。故太上悯之，以六字气诀治五脏六腑之病，其法以呼而自泻出脏腑之毒□，以吸而自采天地之清气以补之。当日小验，旬日大验，年后万病不生。延年益寿，卫生之宝，非人勿传。呼有六：曰呵、呼、呬、嘘、嘻、吹也。吸则一而已。呼有六者，以呵字治心气，以呼字治脾气，以呬字治肺气，以嘘字治肝气，以嘻字治胆气，以吹字治肾气，此六字气诀，分主五脏六腑也。凡天地之气，自子至巳为六阳时，自午至亥为六阴时。如阳时则对东方，勿尽闭窗户，然忌风入，乃解带正坐，叩齿三十六以定神，先搅口中浊津，漱炼二三百下，候口中成清水，即低头向左而咽之，以意送下，候汩汩至腹间，即低头开口，先念呵字，以吐心中毒气，念时耳不得闻呵字声，闻即气粗，及损心气也。念毕仰头闭口，以鼻徐徐吸天地之清气，以补心气，吸时耳亦不得闻吸声，闻即气粗，亦损心气也。但呵时令短，吸时令长，即吐少纳多也。吸讫，即又低头念呵字，耳复不得闻呵字声。呵讫，又低头以鼻徐徐吸清气以补心，亦不得闻吸声。如此呵吸者六次，则心之毒气渐散，又以天地之清气补之，则心之元气亦渐复矣。再又依此式念呼字，耳亦不可闻呼声，又吸以补脾，耳亦不可闻吸声，如此者六，所以散脾毒而补脾元也。次又念呬字，以泻肺毒，以吸而补肺元，亦须六次。次念嘘字，以泻肝毒，以吸而补肝元。嘻以泻胆毒，吸以补胆元。吹以泻肾毒，吸以补肾元。如此者并各六次，是谓小周。小周者，六六三十六也。三十六而六气备，脏腑之毒气渐消，病根渐除，祖气渐完矣。次看是何脏腑受病，如眼病即又念嘘、嘻二字，各十八遍，仍每次以吸补之，总之为三十六讫，是为中周。中周者，第二次三十六通，为七十二也。次又再依前呵、呼、呬、嘘、嘻、吹六字法，各为六次，并须呼以泻之，吸以补之，愈当精虔，不可怠废，此第三次三十六也，是为大周。即总之为一百单八次，是谓百八诀也。午时属阴时，有病即对南方为之，南方属火，所以却阴毒也，然又不若子后巳前，面东之为阳时也，如早起床上，面东将六字各为六次，是谓小周，亦可治眼病也。凡眼中诸证，惟此诀能去之，他病亦然，神乎神乎。此太上之慈旨也，略见《玉轴真经》，而详则得之师授也。如病重者，每字作五十次，凡三百而六腑周矣，乃漱炼咽液，叩齿讫复为之。又三百次讫，复漱炼咽液，叩齿如初。如此者三，即通为九百次，无病不愈。

秘之秘之，非人勿传①。孙真人云：天阴雾恶风猛寒，勿取气，但闭之②。

望闻问切，熟审病机。补泻宣通，细详用药。知古典则精参有据，懵前经则灭裂无凭。譬无舵之舟，安能泛海？假有缰之马，仅可登场。

① 太上玉轴……勿传：语出陈直《寿亲养老新书》。

② 天阴雾恶……但闭之：语出孙思邈《备急千金要方·养性·调气法第五》。

总书目

医经

内经博议
内经提要
内经精要
医经津渡
素灵微蕴
难经直解
内经评文灵枢
内经评文素问
内经素问校证
灵素节要浅注
素问灵枢类纂约注
清儒《内经》校记五种
勿听子俗解八十一难经
黄帝内经素问详注直讲全集

基础理论

运气商
运气易览
医学寻源
医学阶梯
医学辨正
病机纂要
脏腑性鉴
校注病机赋
内经运气病释
松菊堂医学溯源
脏腑证治图说人镜经
脏腑图书症治要言合璧

伤寒金匮

伤寒考
伤寒大白
伤寒分经
伤寒正宗
伤寒寻源
伤寒折衷
伤寒经注
伤寒指归
伤寒指掌
伤寒选录
伤寒绪论
伤寒源流
伤寒撮要
伤寒缵论
医宗承启
桑韩笔语
伤寒正医录
伤寒全生集
伤寒论证辨
伤寒论纲目
伤寒论直解

伤寒论类方
伤寒论特解
伤寒论集注（徐赤）
伤寒论集注（熊寿试）
伤寒微旨论
伤寒溯源集
订正医圣全集
伤寒启蒙集稿
伤寒尚论辨似
伤寒兼证析义
张卿子伤寒论
金匮要略正义
金匮要略直解
高注金匮要略
伤寒论大方图解
伤寒论辨证广注
伤寒活人指掌图
张仲景金匮要略
伤寒六书纂要辨疑
伤寒六经辨证治法
伤寒类书活人总括
张仲景伤寒原文点精
伤寒活人指掌补注辨疑

诊　　法

脉微
玉函经
外诊法
舌鉴辨正
医学辑要
脉义简摩
脉诀汇辨
脉学辑要
脉经直指
脉理正义
脉理存真
脉理宗经
脉镜须知
察病指南
崔真人脉诀
四诊脉鉴大全
删注脉诀规正
图注脉诀辨真
脉诀刊误集解
重订诊家直诀
人元脉影归指图说
脉诀指掌病式图说
脉学注释汇参证治

针灸推拿

针灸节要
针灸全生
针灸逢源
备急灸法
神灸经纶
传悟灵济录
小儿推拿广意
小儿推拿秘诀
太乙神针心法
杨敬斋针灸全书

本　　草

药征
药鉴
药镜
本草汇
本草便
法古录
食品集
上医本草
山居本草
长沙药解
本经经释
本经疏证
本草分经
本草正义
本草汇笺
本草汇纂
本草发明
本草发挥
本草约言
本草求原
本草明览
本草详节
本草洞诠
本草真诠
本草通玄
本草集要
本草辑要
本草纂要
识病捷法
药性提要
药征续编
药性纂要
药品化义
药理近考
食物本草
食鉴本草
炮炙全书
分类草药性
本经序疏要
本经续疏证
本草经解要
青囊药性赋
分部本草妙用
本草二十四品
本草经疏辑要
本草乘雅半偈
生草药性备要
芷园臆草题药
类经证治本草
神农本草经赞
神农本经会通
神农本经校注
药性分类主治
艺林汇考饮食篇
本草纲目易知录
汤液本草经雅正
新刊药性要略大全

淑景堂改订注释寒热温平药性赋

方　书

医便

卫生编

袖珍方

仁术便览

古方汇精

圣济总录

众妙仙方

李氏医鉴

医方丛话

医方约说

医方便览

乾坤生意

悬袖便方

救急易方

程氏释方

集古良方

摄生总论

摄生秘剖

辨症良方

活人心法（朱权）

卫生家宝方

见心斋药录

寿世简便集

医方大成论

医方考绳愆

鸡峰普济方

饲鹤亭集方

临症经验方

思济堂方书

济世碎金方

揣摩有得集

亟斋急应奇方

乾坤生意秘韫

简易普济良方

内外验方秘传

名方类证医书大全

新编南北经验医方大成

临证综合

医级

医悟

丹台玉案

玉机辨症

古今医诗

本草权度

弄丸心法

医林绳墨

医学碎金

医学粹精

医宗备要

医宗宝镜

医宗撮精

医经小学

医垒元戎

证治要义

松厓医径

扁鹊心书

素仙简要
慎斋遗书
折肱漫录
济众新编
丹溪心法附余
方氏脉症正宗
世医通变要法
医林绳墨大全
医林纂要探源
普济内外全书
医方一盘珠全集
医林口谱六治秘书

温　病

伤暑论
温证指归
瘟疫发源
医寄伏阴论
温热论笺正
温热病指南集
寒瘟条辨摘要

内　科

医镜
内科摘录
证因通考
解围元薮
燥气总论
医法征验录
医略十三篇
琅嬛青囊要
医林类证集要
林氏活人录汇编
罗太无口授三法
芷园素社痎疟论疏

女　科

广生编
仁寿镜
树蕙编
女科指掌
女科撮要
广嗣全诀
广嗣要语
广嗣须知
孕育玄机
妇科玉尺
妇科百辨
妇科良方
妇科备考
妇科宝案
妇科指归
求嗣指源
坤元是保
坤中之要
祈嗣真诠
种子心法
济阴近编
济阴宝筏
秘传女科

秘珍济阴

黄氏女科

女科万金方

彤园妇人科

女科百效全书

叶氏女科证治

妇科秘兰全书

宋氏女科撮要

茅氏女科秘方

节斋公胎产医案

秘传内府经验女科

儿　　科

婴儿论

幼科折衷

幼科指归

全幼心鉴

保婴全方

保婴撮要

活幼口议

活幼心书

小儿病源方论

幼科医学指南

痘疹活幼心法

新刻幼科百效全书

补要袖珍小儿方论

儿科推拿摘要辨症指南

外　　科

大河外科

外科真诠

枕藏外科

外科明隐集

外科集验方

外证医案汇编

外科百效全书

外科活人定本

外科秘授著要

疮疡经验全书

外科心法真验指掌

片石居疡科治法辑要

伤　　科

正骨范

接骨全书

跌打大全

全身骨图考正

伤科方书六种

眼　　科

目经大成

目科捷径

眼科启明

眼科要旨

眼科阐微

眼科集成

眼科纂要

银海指南

明目神验方

银海精微补

医理折衷目科
证治准绳眼科
鸿飞集论眼科
眼科开光易简秘本
眼科正宗原机启微

咽喉口齿

咽喉论
咽喉秘集
喉科心法
喉科杓指
喉科枕秘
喉科秘钥
咽喉经验秘传

养　　生

易筋经
山居四要
寿世新编
厚生训纂
修龄要指
香奁润色
养生四要
养生类纂
神仙服饵
尊生要旨
黄庭内景五脏六腑补泻图

医案医话医论

纪恩录
胃气论
北行日记
李翁医记
两都医案
医案梦记
医源经旨
沈氏医案
易氏医按
高氏医案
温氏医案
鲁峰医案
赖氏脉案
瞻山医案
旧德堂医案
医论三十篇
医学穷源集
吴门治验录
沈芊绿医案
诊余举隅录
得心集医案
程原仲医案
心太平轩医案
东皋草堂医案
冰壑老人医案
芷园臆草存案
陆氏三世医验
罗谦甫治验案
临证医案笔记
丁授堂先生医案
张梦庐先生医案

养性轩临证医案

养新堂医论读本

祝茹穹先生医印

谦益斋外科医案

太医局诸科程文格

古今医家经论汇编

莲斋医意立斋案疏

医　史

医学读书志

医学读书附志

综　合

元汇医镜

平法寓言

寿芝医略

杏苑生春

医林正印

医法青篇

医学五则

医学汇函

医学集成（刘仕廉）

医学集成（傅滋）

医学辩害

医经允中

医钞类编

证治合参

宝命真诠

活人心法（刘以仁）

家藏蒙筌

心印绀珠经

雪潭居医约

嵩厓尊生书

医书汇参辑成

罗氏会约医镜

罗浩医书二种

景岳全书发挥

寿身小补家藏

胡文焕医书三种

铁如意轩医书四种

脉药联珠药性食物考

汉阳叶氏丛刻医集二种